U0288251

新药的故事

2

梁贵柏——著

译林出版社

图书在版编目（CIP）数据

新药的故事. 2 / 梁贵柏著. —南京：译林出版社，2020.5（2022.3重印）
（梁贵柏作品）
ISBN 978-7-5447-8174-9

Ⅰ.①新… Ⅱ.①梁… Ⅲ.①新药－开发－普及读物
Ⅳ.①R97－49

中国版本图书馆 CIP 数据核字（2020）第 038304 号

新药的故事. 2 梁贵柏／著

策　　划　张咏晴
责任编辑　王笑红
特约编辑　王心悦
装帧设计　今亮后声 HOPESOUND pankouyugu@163.com 田松
校　　对　张　萍
责任印制　单　莉

出版发行　译林出版社
地　　址　南京市湖南路 1 号 A 楼
邮　　箱　yilin@yilin.com
网　　址　www.yilin.com
市场热线　025-86633278
排　　版　南京展望文化发展有限公司
印　　刷　苏州市越洋印刷有限公司
开　　本　850毫米 ×1168毫米　1/32
印　　张　7.25
插　　页　4
版　　次　2020 年 5 月第 1 版
印　　次　2022 年 3 月第 3 次印刷
书　　号　ISBN 978-7-5447-8174-9
定　　价　49.00 元

序言（一）

1978 年我高考时，父亲不幸得了癌症，这是促使我报考医学院的一个很重要的原因——我想研究癌症，探索生命的秘密。

我很快就喜欢上了生命科学。从人体解剖学和组织胚胎学中，我看到了人体的结构和生命的发生；从生物学、生物化学、分子生物学、遗传学、微生物学和免疫学中，我看到了生命的多样性、特异性、选择性以及它的奥妙；从病理学和临床医学中，我感受到了生命的痛苦。我从未忘记对父亲的承诺——要把癌症搞清楚。

从 1985 年到 2012 年，我拜师走天涯，从中国到英国、法国，再到美国。2002 年，我受邀出任美国安德森肿瘤中心（MD Anderson Cancer Center）免疫系主任，并创立肿瘤免疫研究中心，圆了我在大学时代要做癌症研究的梦，也实现了对父亲的承诺。我在这里工作了近10年，一边做免疫的基础研究，一边和肿瘤临床医生合作，共同探索癌症免疫治疗。此后，我回到制药界，2016年成为一家跨国药企的全球研究总裁。

站在21世纪20年代的入口，回望过去，我的个人经历其实是很多人的缩影：我们关注生活质量，关注健康，关注疾病的防治，进而关注医药领域的最新发展。对很多中国人来说，接触到生物医药领域的最新成果、接受创新药物的治疗也是最近几十年才开始的事，大家自然而然地就会关心这些治病救人的创新药物都是从哪里来的。

所以当我收到本书样稿的时候，我花了一个晚上，一口气读完了这10个创新药物背后的故事。它们吸引我的原因在于，作者把我们带出实验室和办公室，走进发生在我们周围的，有关疾病与医药的悲欢离合的故事，无论是英年早逝的英国天才大提琴家，还是时时提防不测的美国副总统。疾病离我们很近，生物医药也离我们很近。科学创新没有固定的模式，生物医药也是一样，每一个成功的新药都有自己独特的成功轨迹，包含了科学家的执着和艰辛、科学发现的偶然和机遇、大自然的多样性和统一性。作者将通俗易懂的语言、科幻小说的笔调和大自然探险的画面结合在一起，把这10个创新药的故事献给了读者。

本书作者梁贵柏博士曾经在默沙东新药研究院工作多年，是新药研发第一线的优秀科学家，同时也是勤于思考、笔耕不辍的科普作家。继畅销书《新药的故事》之后，梁博士在业界同行的协助下，又深入挖掘了从癌症化疗药物到新兴的单克隆抗体生物药等重磅大药的研发故事，以流畅的笔触深入浅出地讲述了它们的来龙去脉，以及对人类健康的重大影响。

健康事业是全人类共同关心的事业。过去的半个多世纪里，在广大医药研究人员的共同努力下，新药研发取得了非常了不起的成就，许多严重危害人类健康的疾病已经基本得到了控制。但是在新的世纪里，我们面临的挑战也是前所未有的。随着人口密度的不断上升，人口流动性的日益增高，各种工业污染源的出现和累积，耐药病原体的演变，我们的健康面临新的威胁。创新药物的研发仍将需要更多和更理性的投入，仍将需要全社会的关心和支持，需要像《新药的故事 2》这样的好书。

　　看完这 10 个新药研发的故事，我想很多读者也许会问：中国创新药物的新纪元何时到来？我个人的看法是：中国基础科学近 10 年来有很大的飞跃，创新药物的研发和引进也受到政策的积极鼓舞，可以说，目前中国制药的能量、投资和人才集聚效应已经到了一个新的临界点。但我们也不要忘记，一个好的创新药物研发最少需要 10 年时间，最少 10 亿美元的投资。所以，我认为中国创新药物时代即将到来，"静待花开"还需要一点时间。

　　最后我想说，科学需要宣传，科学家甚至应该像好莱坞明星那样被崇拜和尊敬，这样才能更有力地激励年轻一代做科学。

刘勇军

2020 年 1 月

序言（二）

　　梁贵柏博士在《研发客》联合创始人戴佳凌先生的邀请下，开设《老梁说药》专栏已经四年多了。《研发客》是行业内专注于报道新药研发、制药创新的微信公众号，做新药的人都爱看我们的文章，《老梁说药》是其中最受欢迎的栏目之一。

　　贵柏博士勤于写作，笔耕不辍。从一篇篇小文章到《新药的故事》一书的出版，他希望能有更多读者关心和了解新药的来之不易，以及新药研发对于人类健康未来的重要性。

　　在制药领域，中国一直处在仿制国外新药的阶段，长期落后。在与同行的交流中，贵柏看到越来越多的年轻人投身到医药健康行业中来，带来了高涨的学习热情和大胆的创新精神，但是关于新药和新药研发的文章却很少，远远不能满足行业和广大读者的需求。于是，他像一位布道者，把发达国家的制药理念通过他的专栏告诉国内同行和公众。

贵柏对跨国药企（尤其是他工作的第一家公司默沙东）的研发模式有很深刻的理解。他的上一本书汇总的便是默沙东的故事。贵柏在美国默沙东工作的时候，会抓住各种机会向老同事们请教，琢磨新药研发的成功经验。久而久之，那些药物研发的故事就在他脑海里积攒起来。

机缘巧合，时任默沙东（中国）传播部对外负责人的张咏晴女士十分有心，让他把这些故事带给国内读者，于是就有了《新药的故事》。该书讲述了拥有众多一流科学家和制药情怀的默沙东最辉煌的时刻。"我们应该记住，医药是用于病人的。我们永远不应该忘记，制药是为了人而不是利润，利润是随之而来的。"这正是其公司创始人乔治·W.默克的名言。不少读者和他们的家人也许因健康问题正在服用贵柏笔下介绍的药物，国内读者是何等幸运！

新年伊始，贵柏、咏晴（现任《研发客》副总裁）和译林出版社的编辑们为第二本书而忙碌，《新药的故事2》集合了《研发客》刊登的法国著名大药厂赛诺菲研制的10种新药背后的故事，与读者见面了。

在《新药的故事 2》里，贵柏延续上一部的科普风，从疾病入手，先介绍临床医学知识，如糖尿病、深静脉栓塞、高胆固醇血症、罕见病戈谢病、流感疫苗等，再讲解复杂的药物概念。光是从每一章的标题，如《"美女病"与奥巴捷》《上帝的转基因与创新降脂药波立达》《四次心梗的副总统与脱颖而出的波立维》等，读者就可以想象每一个故事是多么扣人心弦。有很多细腻的描写都是来自他日常细致的观察和缜密的思考。由此可见，贵柏情感丰富，始终把读者和患者放在心上。

贵柏写得最投入的一章是《太平洋紫杉、欧洲红豆杉与肿瘤化疗药的故事》。当年贵柏在美国开始寻找博士后工作站时，正值有机化学界"三句不离紫杉醇"之际，他投简历的几个点都围绕紫杉醇人工合成的研究，最后他选择了康奈尔大学，潜心研究其中一个特殊的关环反应，一做就是两年。其间，如贵柏文中所述，"需要用'慢镜头回放'才能分出胜负的"一幕发生了。当时他做了简略的估算，完成首个紫杉醇的全合成用了大约 100 人年，也就是 100 个博士做 1 年，或者 1 个博士做 100 年！

进入 21 世纪之后，赛诺菲与安万特完成了合并，资源重组后的制药巨头犹如凤凰涅槃，研发实力也得到很大的释放。这也是贵柏在本次写作中体会最深的一点。为搜集最真实的素材，他与赛诺菲的研发团队直接接触，通过大量的访谈，搜集到第一手素材，体会到赛诺菲研发模式的灵活性和外向性，这种借助内外联合交易的研发模式对当下的中国生物医药行业，有很好的借鉴意义。

在《新药的故事 2》中，10 个故事情节设计曲折，体现出做新药九死一生的艰险与浪漫，凸显了赛诺菲"绽放生命"的企业理念，希望本书为当下中国生物医药科普教育再添一笔。

贵柏出身于科学家庭。1977 年，在恢复高考的同时，上海也恢复了高中入学考试。这时候有一位启蒙英语老师，对他有很深的影响。这位英语老师除了教英语文法，还介绍英美文学、诗歌和好莱坞电影，有一次讲到当时美国流行的歌舞，还在课堂里跳起了迪斯科。在那个封闭已久、刚刚开放的年代，这给青年贵柏带来了巨大的冲击，让他开始了解外面的精彩世界，同时也激发了贵柏的学习热情，他英语水平迅速提高，在大学入学后就通过了资格考试，免修全部英语课程。

大学毕业后，贵柏来到美国留学，在威斯康星大学跟一位年轻的教授做博士论文。这是另一位对他的职业生涯有重要影响的导师。那时候，跟博导做研究仿佛是做他的徒弟，一日为师，终身为友。就在前不久，贵柏还特地赶去威斯康星大学参加了他导师60岁生日的学术聚会，介绍自己的科研成果。

后来贵柏回国讲课教学，面对莘莘学子，他仿佛看到了当年的自己。导师教会他最重要的一件事是逻辑思维的科学素养，这也深深体现在他的文章里。到现在，他还会常常翻看导师给他的一篇发表于1964年《科学》杂志、由物理学家约翰·R.普拉特（John R. Platt）撰写的题为《极强推理》（Strong Inference）的论文。该文提出，掌握了系统的科学思维方法论，会比不掌握这种方法的人进步得更快。"科学家始终要有理性思维，尊重数据。"贵柏说，这也体现在他著作的严密结构和逻辑之中。

因此，贵柏也是理性之人，尤其在做药时，尽量避免情绪干扰工作判断，所有推论都基于严密的分析及数据。

贵柏首先是一个制药人，用他自己的话说，写书只是业余爱好。随着创业大潮，他组建了自己的公司和团队，希望能做出满足老百姓需求的好药，即便只有一些临床效应上的进步，也是制药人最开心的事。

　　贵柏觉得自己首先是一名科学家，其次才是一名科普作家，这两者之间有必然联系，那就是都要持之以恒地学习和思考，秉承真实诚恳的准则做学问和写作，两者都需要源源不断的创意和激情——下一篇写什么？读者想看什么？希望您在读完《新药的故事2》之后，能给贵柏一些建议。在肆虐全球的新型冠状病毒肺炎发生期间，贵柏在《研发客》连续发表了5篇与疫情有关的文章，提出了战胜疫情必须依靠全人类的集体智慧这一具有大爱的观点。衷心祝愿世界没有病毒，共享太平！

　　最后，衷心感谢赛诺菲团队、咏晴女士和译林出版社编辑的邀请，以及《研发客》团队的付出，感谢小洁编辑、姚嘉编辑，是以为序。

　　　　　　　　　　　　　　　　　　　　　毛冬蕾

　　　　　　　　　　　　　　　　　　2020 年 1 月 18 日

目 录 CONTENTS

第一章

『美女病』与奥巴捷

因为患有多发性硬化，天才大提琴家杰奎琳·杜普蕾28岁便不得不离开心爱的音乐舞台，42岁溘然辞世，她的故事后来被改编成电影《她比烟花还寂寞》。多发性硬化是一种因自身免疫系统病变引起的大脑神经髓鞘的破损和剥落，患者表现出多种神经性疾病的症状，如肢体麻木、肌肉痉挛和抽搐等，严重影响正常的生活与工作。因为患者人群中20～40岁年轻女性的人数远远高于男性，所以它又被称为"美女病"。小分子口服药物奥巴捷于2012年获得美国食品药品监督管理局批准，2013年获得欧盟批准，它通过对患者免疫系统的调控，延缓和阻止神经髓鞘的进一步衰变。

Because of multiple sclerosis (MS), virtuoso Cellist Jacqueline du Pré left her beloved music performance stage at the young age of 28, and passed away at the age of 42. Her sad story was adapted to an Oscar nominated movie *Hilary and Jacky*. MS is a seriously debilitating autoimmune disease, which causes damages to myelin sheath of nerve fibers in the patients' brain, and has typical symptoms of neurological diseases, such as numbness of limbs, muscle twitching and spasms, etc. Since MS affects woman aged 20–40 much more than any other age and sex groups, it is often referred to as "pretty women's disease." Luckily, a small molecule oral drug Aubagio is now available to MS patients. Through down regulation of related immuno-reactivities, Aubagio inhibits the further damage to myelin sheath of nerve fibers.

天才大提琴家的最后一躬

1973 年 2 月 11 日，伦敦泰晤士河畔的皇家节日音乐厅座无虚席，在著名指挥家祖宾·梅塔（Zubin Mehta）的指挥下，新爱乐乐团正在演出埃尔加的《E 小调大提琴协奏曲》，独奏演员是英国大提琴家杰奎琳·杜普蕾。

1959 年，年仅 14 岁的音乐天才杜普蕾开始了她的演奏生涯，首次登台就演奏了这首协奏曲，轰动一时，好评如潮。从此以后，它成了杜普蕾经常演奏的保留节目，为这位天才少女赢得奖项无数。她 1965 年与伦敦交响乐团录制的这首协奏曲是众多音乐爱好者的热门收藏。在许多行家的眼里，杜普蕾倾注心血的激情演奏，精准娴熟的行弓和指法，完美诠释了埃尔加的《E 小调大提琴协奏曲》，至今无出其右者。著名音乐评论人雷蒙德·埃里克森（Raymond Ericson）在为《纽约时报》撰写的评论中惊叹道："杜普蕾小姐与这首协奏曲彼此成就，因为她的演奏是如此完全地充满了浪漫的精神。她的音乐气场宏大，优美动听。无论是演奏协奏曲开头的大和弦时表现出令人陶醉的轻柔，还是演奏谐谑曲中反复出现的快速音符时保持着的均匀节奏，她的技巧几乎都是完美无缺的。"[1]

然而今晚，挑剔的音乐评论人与老资格的交响乐爱好者们却注意到了一些细微的变化，杜普蕾的行弓似乎不再像先前那般收放自如，力度的把控略微有点生硬；她的触弦也不再似往日那样精准娴熟，流畅的滑动略微有些滞涩；她的神情似乎不再如过去那般忘我投入，凝重的面色略显痛楚……

埃尔加的《E 小调大提琴协奏曲》在第一主题的高潮中结束，现场听众全体起立，报以长时间的热烈掌声，而杜普蕾却瘫坐在演奏椅上，显得筋疲力尽。指挥家梅塔示意她和乐队成员一起向听众致谢，杜普蕾这才艰难地扶着椅子站起来，缓缓地向热爱她的听众深深地鞠了一躬。

这是杜普蕾在伦敦音乐舞台上的最后一躬，那一年她才28 岁。

不该中断的琴弦

在这场音乐会之前，杜普蕾已经感觉到自己对肢体的控制出现了异常。

这是一些常人难以发觉的细微变化，但对于一个每天花很多时间行弓揉弦，靠拉琴过日子的演奏家来说，手指敏感度的细微变化是不可能被忽略的。据杜普蕾后来回忆，那时她发现自己"手指的敏感度正在逐步丧失，甚至感觉不出琴弓的分量，最后连打开琴盒都很困难了"。

大提琴的指板上没有琴格，演奏家全凭听觉和触觉的协同工作来发出准确的音调，而右手的琴弓则是通过压力和关节动作来表现乐感。但是，在她的最后一场音乐会中，杜普蕾不得不使用视觉来定位手指并判断要施加在琴弓上的分量，从而弥补正在削弱的敏感度。

从那以后，杜普蕾不能再演出了。她离开了音乐舞台，开始从事音乐教学，但健康状况仍在进一步恶化，让她不得不放弃了音乐教学。此后不久，她失去了行走和生活自理的能力，只能在轮椅上过日子。

1987 年，天才杜普蕾的生命犹如夜空中的烟花，在短暂绚丽的绽放之后，永远消失了。她那令人扼腕的凄惨故事后来被改编成电影《她比烟花还寂寞》，于 1999 年获奥斯卡、金球奖等 10 项电影奖提名。

夺走这位天才大提琴家生命的恶疾正是被称为"美女病"的多发性硬化（multiple sclerosis，简称"MS"）。

痛苦不堪的典型症状

多发性硬化不是遗传性疾病，但遗传上的特征所带来的风险是不一样的，有性别、人种和生活环境上的差异，比如患者人群中 20～40 岁年轻女性的人数远远高于男性，所以多发性硬化又被称为"美女病"。此外，北欧白种人的后裔也是高发人群，而黄种人、黑人和北美印第安人的发病率就相对比较低。从气候上讲，相对温和的地区，比如新西兰，就是多发性硬化的高发地区。

另外，研究人员还发现，悲伤过度也会增加多发性硬化的风险。据《纽约时报》转载，在意外事故中失去子女的家长，在其后 10 年里，患上多发性硬化的风险几乎增加了一倍。可见悲伤的心情对大脑是有伤害的，而保持良好和乐观的情绪则有利于脑健康。

随着诊疗水平的提高，越来越多的神经性疾病患者被确诊为多发性硬化，这些患者的临床表现包括许多很典型的症状，比如肢体（尤其是手臂和腿脚）麻木。多发性硬化的其他症状还包括（但是不限于）视力退化、长期疲劳、大小便失禁、记忆力衰退、性功能丧失，等等。

大家不难想象，多发性硬化会给患者带来诸多不便和痛苦，生活质量会受到严重影响。接近半数的患者在被确诊后认为自己前景黯淡，疾病对他们的职业生涯打击很大，他们甚至不能保持正常的工作能力；超过半数的患者会因此感到孤独，以至于长期受到抑郁症或焦虑症的困扰；三分之一左右的患者会对周围的人隐瞒病情，生怕他们的病情会给亲友带来负面的影响，或者害怕受到歧视或者其他不公的待遇。与此同时，差不多半数患者的家属认为外界很难理解照顾多发性硬化患者所需的精力和付出。

多发性硬化的百年历史

多发性硬化是法国神经科医生让-马丁·沙可（Jean-Martin Charcot）在 1868 年首次提出的。在他之前，已经有病理解剖专家注意到了一些神经性疾病患者的神经髓鞘（myelin sheath）遭到了严重破坏，但是没有把它看成一种独立的疾病。沙可总结了这些病理解剖的结果，结合自己在这个领域里多年的临床实践，认为这种病症应该被列为一种新的疾病，把它称为"硬化斑块"（sclérose en plaques），特指神经纤维上的硬化斑块，所以这种疾病准确的中文翻译应该是"多发性髓鞘损伤"。

当时科学家对大脑的研究才刚刚开始，人体的免疫系统也没有被发现，所以对多发性硬化的认识停留在病理解剖的形态学层面，治疗手段更是不着边际，比如沙可就给他的患者注射过金和银（离子），因为它们似乎对其他某种神经性疾病有点效果。在其后的 150 多年里，随着脑研究的不断深入，科学家们发现了神经传导（nerve conduction）和动作电位（action potential），知道了大脑接收的信息和发出的指令都是通过电信号传输的。与此同时，科学研究也逐步揭示了那一层包裹在神经纤维外面的髓鞘的结构与功能，发现了神经髓鞘对于神经传导的重要作用。

与此同时，医学界对多发性硬化的认识也在不断深入，对它的致病机理也有了很多新的了解。一开始，大家以为是外来的有害物质（毒素、细菌、病毒等）造成的神经髓鞘病变，但是找来找去也没有发现"入侵者"。后来，人体的免疫系统被发现了，有的科学家就开始怀疑有没有可能是出了"家贼"（内源性的有害物质）。果然，1935年的动物实验证实了对免疫细胞的扰动能引起非常类似于多发性硬化的症状。1947年，哥伦比亚大学的研究人员首次从多发性硬化患者的脊髓液里提取出了异常的免疫蛋白，将免疫系统跟多发性硬化联系了起来，而这种异常的免疫蛋白就成了确诊多发性硬化最重要的生物标记物。

后来，各种新型的无创影像学技术，尤其是20世纪80年代磁共振造影技术的发明，使得科学家在临床症状出现之前就可以检测到神经髓鞘的早期病变，多发性硬化早期诊断有了突破性进展。

神经纤维的"绝缘层"被破坏

我们的大脑就好像是一台非常非常复杂的精密仪器。

如果你看到过精密仪器的内部，就知道里面一定会有好多好多电线。脑科学家的研究发现，大脑的里面也有好多好多"电线"，他们把这些"电线"称为"神经纤维"（nerve fiber）。像普通的电线一样，这些神经纤维也是用来传输电信号的。它们把我们的感官从外界接收到的信息，以电信号的方式传输到大脑，经过大脑的分析和处理之后，再发出指令，同样以电信号的方式，通过神经纤维发送到身体的各个部位，指挥和控制着我们的一举一动，哪怕是极其细微的举动。

如果你对精密仪器内部的结构观察得比较仔细，你还会发现，除了少数"裸线"之外，仪器里的大部分电线外边都包裹着塑料或橡胶材质的绝缘层。电学常识告诉我们，如果电线没有绝缘层，它们之间很容易发生短路，一根电线里的电流会"窜"到另一根电线里去，仪器就无法正常工作了，严重的短路还会烧坏仪器（如果没有保险丝的话），所以电线绝缘层的完好对于精密仪器的正常工作是至关重要的。在正常发育成熟的大脑里，除了少数"裸露"的无髓鞘神经纤维，大多数神经纤维的外边也都包裹了一个绝缘层，科学家把这个绝缘层称为"神经髓鞘"。与电线绝缘层一样，它起到了保护神经纤维、加快信号传导速度和减少信号衰减的作用，更重要的是，这个绝缘层能有效地防止不同神经纤维之间的干扰，保证信号传递的准确性。由此可见，就像电线的绝缘层与精密仪器的关系一样，神经髓鞘的形成和维护对于大脑的正常工作是至关重要的。

当神经髓鞘因病变而遭到破坏时，神经纤维就失去了保护层。大脑发出的信号在失去保护层的神经纤维中传输时就很有可能发生严重的衰减，而且还很有可能出现紊乱（正如我们平时戏称的"神经搭错了"），患者就会表现出多种神经性疾病的症状，比如肢体麻木、肌肉痉挛和抽搐等，严重影响正常的生活与工作。

尽管致病的机理尚不完全明确，但多发性硬化就是一种因自身免疫系统病变而引起的神经髓鞘的破损和剥落，并最终导致神经纤维本身的病变。

奥巴捷带来的新希望

在过去的 100 多年里，医药学的进步是巨大的，不少多发性硬化的症状现在都可以得到有效的控制，如剧烈的肌肉痉挛和抽搐，可以通过直接对脊髓用药而得到有效的缓解。其他症状，如大小便失禁、性功能丧失，也有相应的药物可以进行一定的调解。但是，如何对神经髓鞘的损伤进行修复仍旧是医学界的一个难题。

1993 年，第一个针对多发性硬化本身（而不是症状）的新型注射生物药上市了，临床研究显示它能够延缓和阻止神经髓鞘的进一步衰变，从而缓解多发性硬化发展。在之后的十几年里，更方便的小分子口服药物也研发成功了，其中就包括赛诺菲制药的奥巴捷。

前面提到，多发性硬化是自身免疫性疾病，是因为免疫系统"不分敌友"，对自身的神经髓鞘造成了伤害。为了阻止这个生物过程的持续发生，就需要对患者的免疫系统进行调控，尽管作用机理还不是十分明确，但有多项研究结果表明，奥巴捷就是这样一款免疫系统的"调节剂"。

当免疫细胞出现"自身反应活性"（autoreactivity），对自体组织（如神经髓鞘）造成损害时，这些免疫细胞的扩增就会加快，因此对扩增所需要的某些化学物质［如嘧啶（pyrimidine）］的需求也会随之增加。奥巴捷则是嘧啶生物合成的阻断剂，通过抑制双氢乳清酸（合成嘧啶的前体）脱氢酶（dihydroorotate dehydrogenase，简称"DHODH"），降低中枢神经系统嘧啶的贮存，进而减缓自反应活性免疫细胞的扩增，阻止它们对神经髓鞘的损害。在多种动物疾病模型的实验中，奥巴捷显示了良好的耐受性和药效，包括提高肢体敏感度和活动能力。

在人体临床试验中，服用奥巴捷的患者在多项典型症状上得到缓解。比如，早期多发性硬化引起的各种视神经炎症（optic neuritis），经奥巴捷治疗后继续恶化的比例有明显下降。就整体而言，新确诊的多发性硬化患者，如果能及时获得奥巴捷的治疗，继续恶化和复发的可能性也有显著的降低。

尽管我们现在还不能治愈多发性硬化，但是随着这些革命性药物在中国市场的出现，我们可以期待中国的多发性硬化患者可以走出阴影，获得更好的治疗，过上有尊严的生活。

2017 年 12 月初稿于上海

2019 年 11 月修改稿于新泽西

注　释

1　评论原文见 https://www.nytimes.com/1987/10/20/obituaries/jacqueline-du-pre-noted-cellist-is-dead-at-42.html。

第二章

上帝的转基因
与创新降脂药波立达

在高胆固醇血症患者人群中，有相当一部分人，仅靠服用他汀类药物不足以降低胆固醇，或者因为副作用而不能服用他汀类药物。幸运的是，科学家在法国一个家族中，找到一个特殊的"上帝的转基因"，由此确立了一个名为PCSK9的药物靶标，从而研发出创新单克隆抗体药物波立达®。

Certain percent of hypercholesterolemia patients cannot have their high cholesterol under control with statin drugs, because of either insufficient efficacy or intolerance of statin's typical side effects. Luckily, scientists found a new drug target in PCSK9 gene, based on "God's transgenics"—natural gene mutations found in specific human populations. Thus, a new class of innovative cholesterol lowering drugs was born, including Praluent® monoclonal antibody.

人到中年，在进行年度例行体检的时候，医生说你的胆固醇高了，你成了胆固醇指标不正常的众多成年人之一。据世界卫生组织（WHO）的统计，2008 年全球成年人中高胆固醇（≥ 5.0 mmol / L）患病率为 39％，其中女性患者的比例略高于男性（男性为 37％，女性为 40％），也许跟成年女性的肌脂比普遍略高于男性有关。

你是一个很重视健康的人。于是你听从医生的建议，开始戒除不良习惯，尝试营养均衡的地中海饮食，选择包装上印着非常醒目的"不含胆固醇"字样的食品；你开始锻炼身体，每天坚持步行或瑜伽。朋友们都说你瘦了，精神也好多了，可是半年后验血的结果显示，胆固醇还是居高不下。

医生说你是高胆固醇血症（hypercholesterolemia）患者，应该吃药了，否则心梗的风险就会增加。医生给你开了一种他汀类药物，告诉你这个药很有效，一直都是世界上卖得最好的药。在这种药物出现前，高胆固醇血症患者其实是无药可治的。虽然在疗效上还有一定的局限性，但是他汀类药物可以显著降低低密度脂蛋白胆固醇水平，从而将心血管事件（不稳定心绞痛、心绞痛发作和心脏病死亡等）的风险大大降低。它们好像还可以降低卒中的风险，甚至还有可能保护你免受骨质疏松症和老年痴呆症的侵害。

他汀类药物的副作用大都是轻微和可逆的，严重副作用出现的概率很小，你总应该放心了吧。不幸的是，你又中招了。

在高胆固醇血症患者人群中，有相当一部分的人，仅靠服用他汀类药物不足以降低胆固醇，还有一些患者因副作用而不能服用有效剂量的他汀类药物。其中最常见的副作用是肝功能受损、肝酶异常，有些患者会出现腹部窘迫、食欲不振或其他症状。另一个主要副作用是肌肉酸痛，严重时还有可能引起痉挛。这两个主要副作用都可以通过血检来确认。

不管是哪一个原因，你的胆固醇还是不能得到安全有效的控制。怎么办？难道你就只能在医院的冠心病监护室里替自己预留一个床位了吗？

事实上，你的情况没有那么糟糕，现在已经有了一类全新的抗体药物，对某些胆固醇问题，特别是对高密度脂蛋白胆固醇偏低的问题，比他汀类药物更有效，这就是本章要讲的 PCSK9 抗体药物。

敲除敲入，初见端倪

2003 年，一条新的控制低密度脂蛋白受体表达和功能的主要细胞调控途径被发现了。

一篇来自加拿大蒙特利尔临床研究所的报告称，他们在 1 号染色体上发现了一个新的前蛋白转化酶（proprotein convertase）的基因编码，这个新发现的基因所表达的蛋白质叫前蛋白转化酶枯草溶菌素 9（proprotein convertase subtilisin / kexin type 9），这个名字太长，也不好记，业界就把它简称为 "PCSK9"。

找到了 PCSK9 基因，我们就可以研究 PCSK9 蛋白质的功能。经典的做法是用实验动物（最常用的是小鼠）做基因敲除（knock out）和基因敲入（knock in），然后研究这些转基因动物的各种生理指标的变化和表观的异常。

果不其然，这些科学家的想法很快就在动物模型中得到了概念上的验证。在 PCSK9 基因敲除的小鼠体内，因为没有了 PCSK9 基因，也就不会表达相应的蛋白质，其结果是胆固醇在主动脉壁上的沉积显著减少，说明 PCSK9 基因与胆固醇的调控是有相关性的。反过来，我们也可以人为地提高 PCSK9 基因在小鼠体内的表达，与其相应的蛋白质就会过量表达，而这些 PCSK9 蛋白质过量表达的小鼠就出现了明显的动脉粥样硬化。如果我们进一步敲除低密度脂蛋白受体的基因，使得小鼠的低密度脂蛋白受体缺失，那么 PCSK9 功能的变化对于胆固醇沉积和斑块大小就不会造成显著的差异。这一系列实验结果说明，PCSK9 基因很可能对动脉粥样硬化有很强的双向调节作用，而且必须通过低密度脂蛋白受体才能起作用。

虽然这些敲除和敲入的小鼠基因调控实验结果很说明问题，但小鼠毕竟不是人，这些在转基因小鼠身上观察到的现象在人的身上并不一定也会出现，我们还需要更直接的证据。

"上帝的转基因"

提起"转基因",有人拥护,有人反对,争议非常之大,但是有一点大家是有共识的,那就是不能用人体做基因编辑实验,绝无例外。在这样的情况下,科研人员只能依靠"上帝的转基因"——天然的遗传基因突变来研究某个基因和它所表达的蛋白质的生物调节作用。

任何一个物种生存的必要条件是这个物种的基因池(gene pool)的多样性,只有这样才能适应不可预知的环境变化。我们知道两性生殖是保持和增加多样性的重要途径,而天然基因突变则是产生多样性的源头,它始终存在于包括我们人类在内的所有物种之中。

虽然有些基因突变会影响我们的健康,给我们带来很严重的疾病,我们平时所说的"罕见病"几乎都是因为基因突变造成某个关键生物功能的缺失,或某个关键生物调控回路的亢进。[1]但是,绝大部分基因变异并不会造成直接和显著的表观变化,只有在我们的生存环境发生巨大变化时,这些基因突变所带来的生存优势（如果有的话）才会显示出来。因为在新的环境下生存率高，带有这种变异的个体就会越来越多，最终在新的环境下成为这个物种的主流。

在过去的几十年里，基因测序技术有了突破性的进展，科学家们不但完成了人类基因组项目（Human Genome Project），测定了人类基因的全序列，而且还开发了各种简单易行的寻找和鉴定基因突变的技术，可以用于各种罕见病的诊断，同时对于基础医学研究和新药开发有着不可替代的重要作用。

加拿大蒙特利尔临床研究所的科研人员在高胆固醇血症患者中做基因检测，寻找这个特殊的"上帝的转基因"，结果在法国还真的就发现了这样一个族群：某地区家族性高胆固醇血症（familial hypercholesterolemia，简称"FH"）患者的家庭成员中存在该基因的功能获得性突变。

两个族群的对比

也就是说，在这个法国家族成员的身上，有一个共同的（也就是我们常说有"遗传性"的）基因突变，这个"功能获得性"突变使得他们体内 PCSK9 基因的功能特别强，同时他们又都患有高胆固醇血症。这是一个很重要的信息，它表明，不仅在小鼠身上，而且在人体内，PCSK9 的功能很有可能跟胆固醇的生物调控相关。

如果 PCSK9 功能的增强（相当于小鼠基因的敲入）真的会引起高胆固醇血症，那么我们反过来想：PCSK9 功能的减弱或阻断是不是就有可能会降低胆固醇呢？于是这个领域的科研人员又开始在人群中寻找另一种上帝的转基因：PCSK9 基因的功能丧失性突变（相当于小鼠基因的敲除）。

功夫不负有心人。此后不久，美国心脏协会的研究结果显示，在非裔美国人群中，有一些成员带有 PCSK9 基因的功能缺失性突变。这个共同的基因突变使得他们体内

PCSK9 基因的功能丧失了，相应的蛋白质得不到表达，这个族群成员的胆固醇水平都非常低，病史记录显示他们的心血管疾病发病率也很低。

这是逆向的相关性：相反的功能性突变带来了相反的表观特征。这两个"截然相反"的发现提供了直接的遗传学证据，表明 PCSK9 功能的获得和缺失与胆固醇的调节有很强的相关性。

一夜之间，PCSK9 就成了一个很有吸引力的药物靶标，引起了制药界极大的兴趣，PCSK9 抑制剂的研发轰轰烈烈地全方位展开了。在包括反义寡核苷酸基因沉默、小段 RNA 干扰、PCSK9 合成抑制、单克隆抗体和小分子抑制剂 PCSK9 自催化等多种抑制方法的竞争中，PCSK9 单克隆抗体药物一枝独秀，率先成功进入了市场。

单克隆抗体药物

要说清楚什么是"单克隆抗体药物"，就要先说说什么是"单克隆抗体"。

我们知道抗体是一种特殊的蛋白质，是人类和哺乳类动物免疫反应的产物。为了能将外来的"入侵者（抗原）"彻底清除出去，对应同一个抗原，人体会产生多达 1 000 万种不同的抗体分子，我们把这种未经分离的抗体混合物称为"多克隆抗体"（polyclonal antibody）。

我们不难想象，用常规的方法分离和纯化 1 000 万种不同的抗体分子是没有实际可操作性的。20 世纪 70 年代中期，科学家发明了杂交瘤生物技术（hybridoma technique），通过细胞工程，可以让杂交瘤细胞复制单一的抗体分子，单克隆抗体（monoclonal antibody，简称"mAb"）问世了。这是分子生物学和生物技术工程划时代的重大突破，很快就被广泛地应用于分子生物学基础研究和生物技术工程的各个领域，对此做出主要贡献的科学家尼尔斯·K. 热尔纳（Niels K. Jerne）、乔治斯·J. F. 克勒（Georges J. F. Köhler）和塞萨尔·米尔斯坦（César Milstein）共同获得了 1984 年度诺贝尔生理学或医学奖。

杂交瘤生物技术使单克隆抗体作为治疗药物成为可能，因为从理论上讲，该技术可以无限量地生产任何一个明确特异性和类别的单克隆抗体。1986 年，第一个单克隆抗体药物就上市了，用于肾移植后的急性排异反应。但是，早期的抗体技术还不是很成熟，非人源抗体可能引起的免疫反应是很大的安全隐患，另外生产和纯化抗体的成本也还是相当高的。

近年来，随着基因测序的迅速发展，基础医学科学研究向临床医学的转化，尤其是癌症免疫治疗的突破，单克隆抗体已经成为目前临床试验中增长最快的生物药（biologics，通过生物工程技术生产的药物，而不是化学合成的药物），全球抗体药物市场的年销售呈现指数式的上升趋势。新型的抗体技术使我们从第一代的鼠源抗体发展到了第二代基因修饰之后的嵌合抗体、第三代的人源化抗体和最新的第四代全人源抗体。它们在大多数方面的特性就像天然存在的人体免疫蛋白一样，一般不会引起宿主免疫系统的反应。这些新型的单克隆抗体还具有与天然人免疫蛋白类似的半衰期，用药间隔可延长至每周或每月一次，有的甚至更长。它们与人体自身的免疫系统一般也有很好的协同作用。

早期的单克隆抗体药物主要用于治疗风湿病和肿瘤，但许多其他治疗领域正在取得进展，目前美国食品药品监督管理局（简称"FDA"）批准上市的单克隆抗体药物已经被用于治疗多种疾病，包括感染性疾病和心血管疾病。

"升级换代"的降脂药波立达®

2015年7月24日，FDA批准了赛诺菲和再生元公司研发的PCSK9单克隆抗体药物阿利西尤单抗注射液［Alirocumab，商品名"波立达®"（Praluent®）］，用于成年杂合子型家族性高胆固醇血症（heterozygous familial hypercholesterolemia）患者，以及临床显著动脉粥样硬化的冠心病患者、在饮食控制和最大耐受剂量的他汀治疗后仍需要额外降低低密度脂蛋白的患者。欧盟委员会也于稍后批准。阿利西尤单抗是第一个获得FDA批准的PCSK9抑制剂。它通过结合PCSK9并抑制循环型PCSK9与低密度脂蛋白受体（LDLR）的结合，阻止PCSK9介导的低密度脂蛋白受体降解。

阿利西尤单抗是一类全新的降脂药物，以每周两次的皮下注射方式给药，可以非常有效地降低低密度脂蛋白胆固醇，尤其是为心血管疾病高风险或患有家族遗传性高脂血症且无法依赖他汀类药物降低低密度脂蛋白胆固醇水平的患者提供了新的治疗方法。目前正在进行的临床试验和上市后跟踪研究的数据将提供更多关于如何将这些药物用于治疗血脂异常和预防心血管疾病的信息。

在 2018 年 3 月 10 日召开的美国心脏病学会年会上，赛诺菲公布了一项名为"ODYSSEY Outcomes"的长期临床研究结果，总共评估了 18 924 名患者。与单独使用最大耐受剂量的他汀类药物相比，在接受最大耐受剂量他汀基础上合用阿利西尤单抗的心血管高危患者，其主要不良心血管事件明显减少。分析结果显示，低密度脂蛋白胆固醇的进一步减少也与一系列心血管事件的复合终点的下降有关，包括冠状动脉疾病、非致死性心肌梗死、致命或非致命缺血性中风以及需要住院治疗的不稳定心绞痛等，其中急性冠脉综合征患者的主要不良心血管事件（major adverse cardiovascular events，简称"MACE"）降低 15%，相关的全因死亡风险也降低 15%，疗效显著。

值得一提的是，本次研究还入组了 614 例中国患者。负责中国区研究的专家表示：这一研究既能反映药物在总体心血管事件终点获益中的作用，也能反映不同终点事件降低的幅度，同时还能显示中国受试者的有效性和安全性数据。受益于中国审评部门的改革举措，波立达®获得加速审评审批，迎来了在中国的上市许可，同时获批了2个适应症，其中心血管事件预防适应症的批准时间只比美国晚了8个月。

成为历史的高血脂

又到了进行年度例行体检的时候。

医生锁着眉头，一页一页地翻看着你的血检报告。你不安地坐在医生的对面，不停地轻轻搓着双手，把已经到嘴边的问题咽了回去，有点紧张地观察着医生表情的变化。

医生终于看完了报告，紧锁的眉头是舒展了，但完全没有开口说话的意思。他合上文件夹，推到一边，然后戴上听诊器，开始听你的心肺……

你终于忍不住了："医生，我的胆固醇？……"

医生打个静音手势，继续专注地听着，你没有办法，只好再继续忍着，心想："没有心脏病也要被你弄出来了。"

"胆固醇嘛，"医生拿下听诊器，"一点问题都没有啊。看来这个药很适合你，今年要继续用。"

你长舒一口气道："帮我量量血压吧，我好像觉得现在血压有点高。"

医生一脸问号……

2018 年 3 月初稿于上海

2019 年 11 月定稿于新泽西

注　释

1　见本书第九章《追根寻源戈谢病　对症下药思而赞》。

参考文献

1. Elguindy, A.; Yacoub, M. H. The discovery of PCSK9 inhibitors: A tale of creativity and multifaceted translational research. *Global Cardiology Science and Practice*, 2013, 39.

2. Farnier, M. PCSK9: From discovery to therapeutic applications *Archives of Cardiovascular Disease*, 2014, 107：58–66.

3. Ferdinand, K. C.; Nasser, S. A. PCSK9 Inhibition: Discovery, Current Evidence, and Potential Effects on LDL-C and Lp(a). *Cardiovasc Drugs Therapy*, 2015, 29：295–308.

4.《2019 年欧洲心脏病学会指南》更新后的低密度脂蛋白胆固醇（LDL-C）达标需满足两点：降幅达 50%，且小于 70mg/dL。目前仅少数高剂量他汀可以做到降幅大于 50%。Jacobson T. A., et al. National Lipid Association recommendations for patient-centered management of dyslipidemia: Part 1‑executive summary. *Journal of Clinical Lipidology*. 2014, 8(5): 473‑488. Weng, T.-C., et al. A systematic review and meta-analysis on the therapeutic equivalence of statins. *Journal of Clinical Pharmacy and Therapeutics*, 2010, 35: 139‑151. 目前《中国成人血脂异常防治指南（2016 年修订版）》中建议提供中等强度他汀治疗。

第三章

四次心梗的副总统
与脱颖而出的波立维

迪克·切尼，小布什总统的副手，曾发生过4次心梗。谁能想到，以波立维为主的心梗手术后治疗用药，让这位美国前副总统带着一颗伤痕累累的心脏，成功在任上度过了8年"多事之秋"。用他自己的话说，这是"一个不小的奇迹"。

　　以氯吡格雷为代表的抗血小板凝聚药物的出现，使得心血管疾病，尤其是缺血性心脏病的治疗发生了根本性的改变，像切尼这样的"奇迹"正越来越多地发生在我们的周围。

The vice president to George W. Bush, Dick Cheney had 4 heart attacks in his life, and the latest one being right after the 2000 presidential election. With his repeatedly injured heart, Mr. Cheney not only survived but also succeeded in 8 years of tumultuous vice presidency. In his own words, "It is quite a miracle."

Thanks to wonder drugs like Plavix, treatments for heart diseases, especially ischemic heart diseases, have been fundamentally changed for the better. More and more miracles like Mr. Cheney, are happening around us.

还没上任，就想辞职？

2001 年，小布什就任美国总统，成为美国历史上第一个父亲也当选过总统的"总二代"。出任副总统的是他的竞选伙伴，共和党老牌政治家迪克·切尼。

切尼曾在老布什（George H. W. Bush）总统的内阁中出任国防部长，主持策划了著名的"沙漠风暴"和在巴拿马捉拿诺列加将军等重大军事行动，深受老布什的赏识。如今强势重返美国政坛，出任副总统，全力辅佐资历尚浅的小布什，经受了震惊世界的"9·11"重大危机性事件的考验，并在次届大选中协助小布什连任成功，这对搭档再次出任总统和副总统。

在任副总统的 8 年期间，切尼给公众留下了老谋深算、强硬保守的印象，被舆论界评为美国历史上最有影响力的副总统。但鲜为人知的是，任职副总统这 8 年，切尼一直怀揣着一封上任之前就写好了的辞职信。

这是怎么回事？难道说切尼随时准备撂挑子？

四次心梗，不敢大意

当然不是。原来在当选之后，行事缜密的切尼在就职之前发现了美国宪法中的一个漏洞。如果副总统还活着，但失去了工作能力（incapacitated），宪法中没有任何条款，允许该人离职。因为自己有过 4 次心梗的病史，切尼担心这件事有可能会发生在自己的身上，所以写下了这封前所未有的辞职信，签封之后委托他的律师保管。

1978 年，37 岁的切尼辞去了福特总统班子中的白宫办公厅主任一职，回到怀俄明州竞选国会议员。竞选期间的紧张节奏和巨大压力、不规律的作息、不健康的饮食，再加上家族遗传的风险因素，切尼不幸发生了第一次心梗。还好不太严重，切尼经救治恢复后继续竞选，而且最终赢得了竞选的胜利，成功当选国会议员，从 1979 年连任至 1989 年，成为美国政治舞台上的风云人物。

但是，冠心病却一直困扰着切尼。就任国会议员期间，切尼在 1984 年和 1988 年又两次发生心梗，做了心脏搭桥手术，健康状况令人担忧。2000 年总统大选，小布什宣布切尼为竞选伙伴后，他的健康问题更是成了竞选期间舆论界的热门话题。

2000 年大选日当晚，非官方的初步统计结果显示小布什和切尼以微弱的选举团票领先。眼看大势已去，戈尔（Albert Arnold Gore Jr.）按惯例给小布什打电话表示祝贺。刚打完电话，消息传来，佛罗里达州计票出现异常，一时间无法确定结果。戈尔马上再次打电话给小布什，收回他的祝贺，说这事还没完呢。

美国总统大选是选举团票制，以州为单位，按人口决定选举团票数的多少，赢者通吃。佛罗里达州是美国的大州，占 25 票。其他州的结果当晚都已揭晓，小布什与戈尔，谁赢了佛罗里达州的 25 票，谁就赢了大选。但是因为两人在佛罗里达州的总票数太接近了，而头几次机器自动唱票的结果又不一致，所以得不出确切的答案。对此，佛罗里达州最高法院紧急开庭，裁决重新进行一轮人工计票。这个决定对于暂时领先的小布什和切尼是不利的，因为戈尔有可能翻盘。

坏消息传出不久，切尼发生了第四次心梗，紧急住院治疗。医生给切尼的心血管安装了支架，两天后出院时，切尼在医院门口向媒体表示很快就可以恢复日常工作，同时还透露了他将继续服用波立维（Plavix，氯吡格雷），降低未来心梗的风险。

佛罗里达州的人工唱票终于结束了，联邦最高法院的裁定确认这个结果：小布什，2 912 790 票；戈尔，2 912 253 票。差别仅 537 票，不到千分之一！就这样，小布什成了美国的第 43 位总统。

刚刚发生了第四次心梗的切尼不敢大意，仔细研究了美国宪法中有关副总统的各项条款，在出任之前写下了上面提到的那封秘密的辞职信。

歪打正着，小众新药

以波立维为主的心梗手术后治疗用药，让切尼带着一颗有过 4 次梗塞、伤痕累累的心脏，成功做了 8 年的美国副总统，用他自己的话说，这是"一个不小的奇迹"。

毫无疑问，以氯吡格雷为代表的抗血小板凝聚药物的出现，使得心血管疾病，尤其是缺血性心脏病的治疗发生了根本性的改变，像切尼这样的"奇迹"正越来越多地发生在我们的周围。

1972 年，赛诺菲决定立项做镇痛抗炎药物替诺立定（Tinoridine）的后续专利药，千万别以为大公司就不做 Me-Too 后续专利药。替诺立定属于一类被称为"噻吩并吡啶"（Thienopyridine）的化合物，代谢的稳定性不好，所以赛诺菲项目组认为有改进的空间。

他们合成了一大堆噻吩并吡啶类的衍生物，因为当时还没有微型化的高通量筛选，连细胞水平的筛选都很少见，所以这些衍生物的合成都要放大到至少 1 克，费工费时。与现在不同的是，做好之后几乎所有衍生物都可以直接在小鼠或大鼠的疾病模型上进行体内（in vivo）或离体（ex vivo）的测试，而且只要手头上有的动物疾病模型（当时整个医药圈一共没几个）都可以去试试看。

现在回头去看，也真是够奇葩的，当时那个项目团队合成的一大堆噻吩并吡啶衍生物里，竟然没有一个显示出了有意义的消炎或镇痛作用，但是阴差阳错，其中有几个意外地显示出了抗血小板凝聚的效果。这在当时充其量只能算是一个小小的惊喜，因为血小板凝聚还没有跟血栓形成及心血管事件挂上钩，医学界的主流意见认为血管痉挛是动脉粥样硬化临床并发症的主要原因，所以当时也没有制药公司专门去寻找新的抗血小板凝聚的药物。

既然歪打正着地发现了，抗血小板药物在当时也还是有一定开发价值的，比如患者在接受体外循环的心脏手术中或在进行血液透析时，他们的血液与一些人造表面（各种塑料管道）的接触有可能会导致血小板凝聚，产生血栓并发症。所以项目组挑选出了其中最好的一个进行了临床开发，它于1978年在法国以"噻氯匹定"（Ticlopidine）的药品名上市，成为限制性临床适应症的小众新药。

脱颖而出，氯吡格雷

氯吡格雷的研发是基础研究和临床试验之间相互推动的范例，与我们对血小板凝聚的分子机制以及它跟心血管事件相关性的认识大致是同步的。

噻氯匹定被提名为临床候选药物之后，赛诺菲的项目组还在继续合成噻吩并吡啶衍生物，试图在动物实验中获得活性／毒性比安全窗口更高的第二代抗血小板药物，因为有少数患者在服用噻氯匹定后出现了严重的血液疾病，包括白细胞降低、血小板减少、粒细胞缺乏和全血细胞减少等症状，这些可能危及生命的不良反应在随后的大型临床试验和上市后的药物跟踪研究中得到确认和量化。

与此同时，医药学界对血小板和血小板抑制剂在动脉粥样硬化性疾病中的作用产生了浓厚兴趣，原因是阿司匹林对心血管的保护作用在临床研究中得到了初步的证实，而阿司匹林可能的靶点之一就是血小板！

赛诺菲的项目组总共合成了 1 000 多个噻氯匹定的类似

物，在动物模型中测试其抗血小板和抗血栓形成的作用，其中有 8 个化合物进入了临床一期，在健康志愿者身上进行了测试，只有最后一个代号为 PCR4099 的试验药物显示出了比噻氯匹定更高的药效、更好的安全性，进一步的二期临床研究证实，它对先前已经发生过血栓事件的患者有很强的抗血小板凝聚作用。

与此同时，血小板凝聚在动脉血栓形成中的作用已被业界广泛接受，为许多抑制血小板功能的药物提供了理论基础。在各种动脉血栓形成模型中，PCR4099 表现出了与服用剂量相关的抗血栓活性，比噻氯匹定更有效，是阿司匹林有效性的 100 倍左右。

PCR4099 是外消旋体（化学名词，特指一对镜像对映体的等量混合物），将两者拆分之后，其中右旋的对映体显示了抗血小板和抗血栓形成作用，而左旋的对映体则没有活性，而且在动物实验中的耐受性较差。因此，他们终止了对 PCR4099 的进一步开发，从 1987 年开始转向右旋对映体的开发，经过 10 年的临床研究之后，这个右旋对映体被命名为氯吡格雷［Clopidogrel，商品名"波立维"（Plavix）］，1998 年在全球上市，用于缺血性心血管事件的二级预防。

在一项名为"CAPRIE"的三期临床试验中，对超过
19 000例动脉粥样硬化症患者的研究结果显示，氯吡格雷在
降低缺血性卒中、心肌梗塞或血管性死亡风险方面比阿司匹
林更有效，可广泛用于预防致命或非致命的全身性缺血事
件。CAPRIE研究结果还显示，氯吡格雷的整体安全性至少
与中剂量阿司匹林相当，这为它成为重磅大药铺平了道路。

人算不如天算的重磅大药

如果你认为氯吡格雷一出世就是个重磅大药，那可就大错特错了。

它还在临床前开发阶段，就出现了一大堆可能的问题，并不被看好。首先，它的作用机理还不清楚，但是肯定跟已知的抗血小板药物（如阿司匹林）不同，这种不确定性增加了临床开发的盲目性和风险；其次，氯吡格雷在体外是没有活性的，几乎可以肯定是一个前药（prodrug），必须经过肝脏的代谢才能生效，但是哪一个代谢酶在起作用，代谢产物又是什么结构，都还不得而知，这又增加了药物相互作用的风险和患者人群的多样性对药效的影响；最后，氯吡格雷对血小板的抑制是不可逆的。

虽然也有成功的例子，但是许多药物开发团队还是不愿意开发不可逆的"共价药物"，其中一个原因是，如果由于过度的药理作用而发生严重不良反应（例如，服用抗血小板药物引起的出血），并且没有办法（例如，解毒剂）可以立即中和药物的作用，持续的效应也许会对身体造成永久性的破坏。更令人不安的是，这些活性代谢物大多数是非选择性的，很有可能跟其他细胞和/或循环大分子（例如，DNA或蛋白质）发生反应，从而导致特发的毒性。

如果用今天的评判标准，氯吡格雷大概连成为临床候选药物的资格也没有，但是当年没有这么多"规则"，氯吡格雷不但成为候选药物，还进入了临床，表现出很好的药效和耐受性。2000年，在项目团队的不懈努力下，那个产生药效的神秘代谢产物终于浮出水面，被分离和表征。2001年，其血小板靶标被克隆并确认为ADP的P2Y12受体，而涉及氯吡格雷活性的代谢酶一直到2011年才被确认。换句话说，在小众的噻氯匹定发现30年、大牌的氯吡格雷合成10多年之后，这两个有代表性的抗血小板药物的作用机制才得以阐明。

在临床研究的指导下，氯吡格雷的应用一方面证实了血小板在冠状动脉血栓形成中的关键作用，另一方面也证明了抗血小板药物在治疗急性冠状动脉综合征中的益处，以及作为冠状动脉介入治疗和冠状动脉溶栓的辅助用药的作用。进一步的临床研究还显示，氯吡格雷与阿司匹林的联合用药有很好的协同作用。

累积起来的临床数据最终在医药界达成了共识，充分肯定了以氯吡格雷为代表的抗血小板药物的积极作用。多年来，它一直是世界第二畅销药物，仅在 2010 年就有超过 90 亿美元的全球销售额，挽救了无数心梗患者的生命。

远离心脏病的健康生活

长期以来，缺血性的心脏事件一直是人类的"头号杀手"。在广大医药科研人员的不懈努力下，在过去的 20 多年里，发达国家和地区的心梗死亡率是持续下降的。但是根据《中国心血管病报告 2016》，我国城乡急性心梗患者的死亡率仍呈上升趋势，这应当引起大家的重视。

2001 年，原研的氯吡格雷获批在中国上市，和阿司匹林实现双抗治疗，解决了支架植入后引起的急性血栓问题，助力中国介入治疗进一步走向成熟。而如今，中国的介入手术已经达到了国际一流的水平。据估算，约 600 万以上的中国急性冠脉综合征（acute coronary syndrome，简称"ACS"）患者和 300 万卒中患者因氯吡格雷而获益。

2012 年，氯吡格雷的化合物发明专利到期，从原来独家生产的波立维，进入多家仿制竞争的新阶段。竞争无疑会给消费者带来益处，仿制药的出现能让更多的患者获得及时的治疗，同时也在很大程度上减轻了医保环节的经济负担。

从 1998 年上市到 2012 年专利到期，非常广泛和长期的临床使用为原研的波立维积累了大量的数据，医药人员对其药性、剂量、适用人群以及可能发生的副作用等重要参数都有了相当全面的了解，所以用起来更放心一些。原研药物尽管在价格上要贵一些，但经常还是会得到医生的推荐，许多患者在经济条件允许的情况下也倾向于使用原研药物。

此外，尽管氯吡格雷的化合物发明专利到期了，但是氯吡格雷原研药波立维的特殊晶型依然在专利保护之下。药企申请专利保护一种特殊的晶型肯定有它的道理，例如，相较于其他非专利的晶型，原研氯吡格雷的正交专利晶型在稳定性和吸湿性上有比较显著的优势。

像氯吡格雷这样有预防作用的创新药物正在让心脏病离我们远去。远离了心脏病，更多的人可以尽情享受健康生活带来的快乐。远离了心梗的风险，我们的生命一定会绽放出更绚丽的色彩。

2018 年 4 月初稿于新泽西

2019 年 11 月定稿于新泽西

参考文献

1. Maffrand, J.-P. The story of clopidogrel and its predecessor, ticlopidine: Could these major antiplatelet and antithrombotic drugs be discovered and developed today? *Comptes Rendus Chimie*, 2012, 15: 737–743.

2. Fitzgerald, D. J., Fitzgerald, G. A. Historical Lessons in Translational Medicine: Cyclooxygenase Inhibition and P2Y12 Antagonism. *Circulation Research*, 2013, 112: 174–194.

太平洋紫杉、欧洲红豆杉
与肿瘤化疗药的故事

从太平洋紫杉树皮中，科研人员分离出一种结构非常复杂的天然产物紫杉醇，它不仅成了很重要的癌症化疗药物，同时也是 20 世纪 90 年代有机合成的热门靶点；从欧洲红豆杉树叶中，科学家意外发现了一种类似于紫杉醇的天然产物，又阴差阳错地合成出了抗肿瘤活性更高的化合物多西他赛，成了迄今为止最好的植物来源的癌症化疗药物之一。

From the bark of Pacific yew tree, scientists isolated a structurally very complex natural product Taxol, which became an important cancer drug, and was also the target of organic synthesis in the 1990s. From the leaves of European yew tree, scientists did not find Taxol but a close analog, and later converted it to an unexpected new compound now known as Docetaxel, one of the best cancer drugs from plant source.

1993 年，全球化学界目睹了一场十分罕见的、需要用"慢镜头回放"才能分出胜负的有机合成竞赛。

在"最后一圈"交替领跑的两个团队，一个是佛罗里达州立大学名不见经传的罗伯特·霍尔顿（Robert Holton）教授的研究团队，另一个是加利福尼亚州斯克里普斯研究所大名鼎鼎的 K. C. 尼古劳（K. C. Nicolaou）教授的研究团队，紧随其后的还有全世界超过 30 所高等学府和研究所，包括了有机合成领域几乎所有著名教授的研究团队。

所有这些团队的共同目标都是：天然产物"紫杉醇"（Taxol）的人工全合成。

自然恩赐：能抑制癌细胞生长的
太平洋紫杉树皮

1962 年，炎热 8 月的一天，在美国农业部工作的植物学家亚瑟·巴克莱（Arthur Barclay）来到华盛顿州的国家森林，搜寻和采集多样性的植物样本。这是农业部与国立癌症研究所（National Cancer Institute, 简称"NCI"）的一个合作项目，目的是寻找能抑制癌细胞生长的新型天然产物。

巴克莱是哈佛大学毕业的植物学家，对太平洋西岸的植被非常了解。在海拔 1 500 英尺处的高地上，巴克莱发现了一小片尖刺的针叶树，他认出这是太平洋紫杉（pacific yew，拉丁文名 taxus brevifolia），于是采集了一些样本。太平洋紫杉是生长在北美洲太平洋沿岸一种相对矮小的常绿植物，树皮呈红褐色，树叶呈扁平而略微弯曲的针状，长 2～3 厘米。这种树木质坚硬，但因为生长缓慢，作为木料的用处很有限。太平洋紫杉的天然害虫很少，因为它的针叶、树皮和果实都是有毒的。

和往常一样，巴克莱把他采集的太平洋紫杉样本送到威斯康星大学校友研究基金会下属的实验室，在那里进行初步提取和测试。但是这次检测的结果与往常大不一样，太平洋紫杉树皮的提取物中出现了抑制癌细胞生长的生物活性。这引起了 NCI 的注意，他们希望获得更多的样品，做进一步的研究。于是，巴克莱又回到原来采集的地点，用口袋装了 30 磅太平洋紫杉树皮，运到了 NCI 的另一个协作单位，位于北卡罗来纳州的三角研究院（Research Triangle Institute，简称"RTI"）。

1966 年 9 月，在经历了多次失败之后，RTI 的研究人员终于从太平洋紫杉树皮中分离出了一种结晶物质，确认是抑制癌细胞生长活性的主要来源，把它命名为紫杉醇。紫杉醇的化学结构非常复杂，RTI 的研究人员花了 4 年多时间，使用了质谱、X 射线晶体学和核磁共振谱等当时处于起步阶段的高新技术，才准确无误地将其确定下来。它包含了一个由多元碳环构成的核心结构，还连着一条像小尾巴似的侧链。

1971 年，紫杉醇化学结构被发表，在当时对有机合成化学家提出了很大的挑战，很多人跃跃欲试，却又不敢贸然开启这个合成项目，从太平洋紫杉树皮中提取天然产物仍然是当时获得紫杉醇的唯一途径。

不可持续：100 千克紫杉醇 ＝ 36 万棵树！

但问题是太平洋紫杉树皮中紫杉醇的含量很低，提取 1 克紫杉醇需要消耗 10 千克树皮，大概要砍伐 3 棵成年的太平洋紫杉。由于太平洋紫杉生长很缓慢，又不能过度砍伐，紫杉醇的天然来源就变得非常有限，进一步开发进展缓慢。

尽管一克难求，但 NCI 的研究仍在继续。进一步的动物实验表明，将紫杉醇用于移植到小鼠体内的乳腺肿瘤时效果显著，能够引起相当大的肿瘤缩减，同时在针对 LX-1 肺癌细胞和 CX-1 结肠癌细胞的动物模型中也观察到了抑制活性。

医药界对紫杉醇的关注开始升温了。1977 年，纽约阿尔伯特·爱因斯坦医学院的药理学家苏珊·霍维茨（Susan Horwitz）教授获得了 NCI 的研究经费，同时也得到了少量非常宝贵的紫杉醇样品，开始了紫杉醇作用机理的研究。以前大部分的抗肿瘤药物都是通过抑制癌细胞的分裂而起作用的，但霍维茨教授的研究表明紫杉醇的作用与那些药物不同，它能够与细胞的微管组装结合，通过稳定微管蛋白来抑制细胞分裂和生长，阻止染色体的分离，从而杀死癌细胞。

同一年，NCI 在确认了紫杉醇在小鼠黑色素瘤 B16 模型中的抗肿瘤活性之后，决定把它选作临床开发的候选药物。但是，紫杉醇的来源问题还是没能得到解决。如果要启动治疗乳腺癌的临床研究，国立癌症研究所需要想办法获得 100 千克紫杉醇，这就意味着要砍伐 36 万棵太平洋紫杉，根本没有实际操作的可能性。

到了 20 世纪 80 年代，终于有一位名不见经传的化学家勇敢地站了出来，开始了紫杉醇人工全合成的探索，他就是霍尔顿教授。他选择了一个相对容易的目标：紫杉素（紫杉醇的类似物）。"十年寒窗"，霍尔顿带领他的团队蚂蚁啃骨头般地向前推进，一步一步地接近目标，最终在 80 年代末完成了紫杉素的合成。但是很多专家在看了他发表的论文之后，认为霍尔顿的团队走进了死胡同，很难跨越从紫杉素到紫杉醇那道门槛。

到底能不能实现跨越呢？大家拭目以待。但是很显然，想要靠人工合成来满足紫杉醇临床试验的需求看来还遥遥无期，而可持续的紫杉醇量产需求又十分紧迫。

出路在哪里呢？

送上门来：欧洲红豆杉树叶里的
新发现

1979 年底，在大西洋另一边，法国伊维特河畔吉夫市正在进行城市改造。市政府与市内的国家科学研究中心（Centre national de la recherche scientifique，简称"CNRS"）谈判，希望研究中心允许一条新修的道路从研究中心的园区里通过。虽然不太情愿，研究中心还是以市政大局为重，同意了修路的方案。

圣诞节前，修路的施工队放倒了园区内上百棵老树——欧洲红豆杉（European yew, 拉丁文名 taxus baccata），对于在 CNRS 工作的天然产物专家皮埃尔·波蒂埃（Pierre Potier）教授来说，这可是上帝送来的圣诞礼物！他组织在研究中心工作的科研人员采集了针状的树叶，研磨枝干，捣碎果实，剖析根须，制作出了各种提取物，并从中寻找可能的活性物质。

因为当时紫杉醇已经受到普遍关注，所以他们有的放矢，很快就在红豆杉针状的树叶里找到了一个后来被称为"10-DAB"的紫杉醇类似物，它有着与紫杉醇同样的核心结构。波蒂埃教授的团队尝试对 10-DAB 进行化学修饰，希望能将它转化成紫杉醇，但是他们的努力没有成功，只是意外地合成出了另一个新的紫杉醇类似物——N-二苯甲酰基-N-叔丁氧基羰基-10-脱乙酰紫杉醇，跟天然紫杉醇相比还是差了两个官能团。

当时在研究中心工作的另一位教授丹尼尔·盖纳尔（Daniel Guénard）是抗肿瘤活性研究，尤其是微管蛋白研究的专家，这些天来一直在测试波蒂埃团队送来的各种欧洲红豆杉提取物，一直也没有获得什么值得进一步研究的结果。所以他收到这个意外的类似物时也没有抱太大的希望，但是测试结果却是意外的惊喜：比起紫杉醇，这个新化合物的抗肿瘤活性高了两倍！

多西他赛［Docetaxel，商品名"泰索帝"（Taxotere）］就此诞生了，并且成了迄今为止最好的癌症化疗药物之一。

特殊制剂：亚稳态的
微球束胶注射剂

　　紫杉醇的来源是树皮，大量采集后树木不能存活，再加上太平洋紫杉生长缓慢，再生周期很长，不可能满足长期需求。新发现的多西他赛的起始原料 10-DAB 来自树叶，每年可以采集两次（就像采茶叶一样），用不着砍树，是可再生资源，经过波蒂埃团队的努力，从 10-DAB 到多西他赛半合成的化学工艺很快也取得了突破，终于改变了供不应求的状况。后来，波蒂埃团队又完成了将 10-DAB 转化成紫杉醇的工艺研究，实现了紫杉醇的实用半合成，那是后话。

　　得到了足够量的多西他赛之后，CNRS 与法国药企——赛诺菲制药的前身罗纳-普朗克（Rhône-Poulenc）合作，进行了工艺开发、体内试验评估和毒理学测试。尽管试验的结果十分亮眼，但从理化性质看，无论多西他赛还是紫杉醇都不是理想的药物分子，它们的水溶性很小，口服基本无法吸收，即使做成静脉注射液也相当难以吸收。

罗纳-普朗克的研究人员绞尽脑汁，终于研究出了独家的先进微球胶束技术，在多西他赛的注射制剂中加入了聚山梨醇酯（polysorbate）。聚山梨醇酯是一种非离子型表面活性剂及乳化剂，达到临界浓度之后能在水中自动聚集成微胶束（micelle），将不溶于水的泰索帝分子包裹起来，形成一种亚稳态的均匀溶液，适合静脉注射。这种制剂的工艺及质量控制对于确保注射液中有效成分的浓度和微观形态的精确控制至关重要。

基于微球胶束系统的特殊性，欧美监管部门对于多西他赛仿制药的上市审批都采取了非常审慎的态度，除了要求确保生产工艺的高度稳定性外，还要求必须提供生物等效性实验数据。

安全可控：最好的植物来源
抗癌化疗药之一

1990 年，罗纳-普朗克实现了多西他赛的工业化生产，开始了全球同步的临床试验。临床试验的结果显示，多西他赛有良好的抗癌活性。1995 年，在对红豆杉进行首次研究的 15 年后，多西他赛的原研药泰索帝在欧洲和美国上市，成为抗肿瘤药物里的一个"重磅炸弹"，是世界上最畅销的 5 种抗癌药物之一，行销超过 86 个国家。它曾是罗纳-普朗克的明星药物，经过几次兼并后，现在是赛诺菲的明星药物，它的销售额一度超过 15 亿欧元。

抗癌症药物的开发与其他慢性病药物的开发在理念上有些很重要的区别。在现代医药学理念中，"不造成伤害"（Do no harm）是首要的，所以新药研发的安全性也是首要的，是临床试验必须回答的第一个问题。只有在安全的基础上，才可以考虑如何将疗效最大化。但癌症是一个死亡率很高的恶疾，目前大部分情况下还没有有效的治疗方法，所以在安全性允许的条件下，如何提高疗效，延长和挽救癌症患者的生命变得十分紧迫。

多西他赛是一个疗效显著的化疗药物，而且临床试验数据也显示其安全可靠，但是根据FDA的定义，它仍旧属于治疗窗口十分狭窄的药物。所谓治疗窗口，是指"最低起效浓度"与"最高无副作用浓度"之间的差别，一般用比值来表示，例如3倍、5倍等。多西他赛的最高无副作用浓度小于最低起效浓度的2倍，根据FDA的定义属于治疗窗口十分狭窄的药物，FDA明文规定，治疗窗口狭窄药物在生产和使用时必须严格控制，以免发生意外。因为治疗窗口狭窄，制备工艺的差异可能对疗效和安全性产生重大影响，若生产质量控制不精准严格，产品的微观形态或含量变化可能导致治疗失败或严重不良反应。因此，多西他赛的原研制剂使用了特殊微胶束技术，稳健全面的工艺和质量控制确保了对其体内浓度的精确控制，为安全性保驾护航。

由于疗效显著，风险可控，如今多西他赛仍然是最好的植物来源的癌症化疗药物之一，仍在为患者延续生命保驾护航。

人工合成：挑战马拉松般的极限

就在紫杉醇和多西他赛的临床试验不断传出好消息的同时，紫杉醇的人工全合成也成了十分热门的话题，尤其是在霍尔顿教授完成了紫杉素的全合成之后。一时间，有机合成化学家在学术会议上见面，几乎到了"三句不离紫杉醇"的程度。

这时，摆在大家面前的问题已经不再是满足临床试验的需求，而是挑战人工合成的边界，因为紫杉醇核心结构的复杂性超出了以前人工合成的天然产物。由于合成线路很长，除了十分严谨的线路设计之外，每一步反应的优化也非常重要。通常，一步反应的产率能达到80％就相当不错了，但如果以这个产率重复20步，那么之后剩下的产物只有起始原料的1%，很难实际操作，而根据当时的推算，紫杉醇的全合成大概至少需要40步！

除了对每一步反应的产率有很高的要求之外，合成化学家对不同反应条件下各种可能结果的预判，更是会直接影响到项目的推进速度和成功率。一般来说，从头到尾做一步化学反应最多也就2～3天时间；做40步反应，6个月怎么也够了。但是为什么40多步的紫杉醇合成一做就是10年呢？可想而知，大部分反应都失败了，只有经过反复尝试才能找到适合的反应条件和相应的试剂，做出成功的反应，把全合成向前推进一步。

1993年，霍尔顿教授的研究团队经过10多年的艰苦努力，把紫杉醇的全合成推进到了最后阶段，就好像奥林匹克马拉松比赛的领跑者重新回到了主体育场，在万众瞩目下，跑完最后一圈。

终点冲刺：两个团队几乎
同时"撞线"

霍尔顿团队之所以领先进入最后冲刺是因为开始得早，"赢在了起跑线上"。

相比之下，大名鼎鼎的合成巨头尼古劳教授则是"后发制人"。在充足的科研经费支持下，尼古劳组建了由来自世界各地的优秀博士后组成的大型团队，以更高效的合成线路设计多管齐下，在比赛达到高潮时斜刺里杀出，在冲刺阶段快速接近霍尔顿团队，大有后来居上之势。

最终，两个团队几乎同时"撞线"。霍尔顿团队的结果发表在《美国化学会杂志》（*Journal of American Chemical Society*），时间是 1994 年 2 月；尼古劳团队的结果发表在《自然》杂志，时间也是 1994 年 2 月，一时间难分胜负。

大家只好求助于"慢镜头回放"：霍尔顿的稿件是 1993 年 12 月 21 日收到的，而尼古劳的稿件则是 1994 年 1

月 24 日，晚了一个月！

2018 年 12 月初稿于新泽西

2019 年 11 月定稿于新泽西

参考文献

1. American Chemical Society. The discovery of Camptothecin and Taxol. *National Historic Chemical Landmark Series*, 2003, April.

2. National Cancer Institute. Success Story: Taxol. July 2001.

3. Harvard Medical School. Cancer Researcher Susan Band Horwitz, PhD Wins Warren Alpert Foundation Prize for Work Developing Taxol. Press Release.

4. American Society of Pharmacognosy: The Story of Taxol. University of Maryland Medical Center. About Taxol.

5. Wikipedia. Paclitaxel.

第五章

依诺肝素的前世和今生

随着国际越洋航班的普及，肢体长时间不活动所引发的"经济舱综合征"受到公众关注，其正式的医学名称是"深静脉栓塞"。除了长途飞行以外，十月怀胎、外科手术或癌症，都可能会增加血凝块形成的风险，并导致很严重的后果。肝素被广泛用于各种条件下的抗凝治疗和预防，但如何把动物来源的生物产品，变为一支安全和有效的低分子量肝素，其实是一个任重道远的过程。

As more and more passengers take long flights across the globe, "deep vein thrombosis" (DVT) , also known as "economy-class syndrome", is getting the attention of both the public and the medical community. This is due to the lack of body movement over an extended period of time. Other than long flights in cramped space, pregnancies, medical surgeries, and cancers may also increase the risk of DVT with serious consequences if not treated in time. Heparin has been used widely under various conditions for anti-thrombosis treatment, as well as prevention. How to transform a raw biological product from farm animal to a safe and efficacious low molecular weight heparin drug is both rigorous and costly.

"世界这么大，我想去看看。"

在经济腾飞之后，出国旅游成了越来越多的中国人生活的一部分，从"新马泰"到"澳美欧"，中国游客的足迹已经遍及世界的各个角落。根据《精旅传媒》的统计，2018年中国的航空公司运载的旅客超过了6亿人次！

随着越来越多的游客飞上天空，搭乘长时间的国际越洋航班，一个对很多人来说非常陌生的医学名词——"经济舱综合征"（economy-class syndrome）——也越来越多地出现在各种媒体上，开始引起大家的关注。

"经济舱综合征"

　　"经济舱综合征"正式的医学名称是"深静脉栓塞"（deep vein thrombosis，简称"DVT"）。第二次世界大战结束之后，全球民用航空业呈现暴发式增长，乘客在长途飞行后发生 DVT 的案例在 20 世纪 50 年代就已经有记录了，因为经济舱乘客发病的案例较多，所以被冠以"经济舱综合征"的别称。

　　所有长途飞行的旅行者，都容易因为飞机上狭窄的座位（缺少肢体活动）、干燥的空气（可能脱水）和舱压较低（可能缺氧）等因素而引起血流淤滞，再加上旅客自身的风险因素，如肥胖、高龄、怀孕和遗传性血栓形成倾向等，深静脉栓塞的发生率会有所升高。2001 年 1 月，根据英国阿什福德医院的一项研究，在此前三年中，伦敦希思罗机场至少有 30 人在长途飞行之后死于血栓。就在 2018 年 10 月，有媒体报道称，一名从澳大利亚悉尼飞往伦敦的妇女在到达希思罗机场（全程接近 24 小时）后因发生深静脉栓塞而瘫倒，经抢救无效身亡。

其实，"经济舱综合征"并不只限于乘坐经济舱长途飞行的旅客，对于高危人群，即使坐在家里或办公室里，或在看电影时，都有可能出现深静脉栓塞的症状而需要救治。因此，我们不仅要进行静脉血栓的形成和并发症的风险等方面的普及教育，医学界还应该向高危人群推荐基于证据的预防策略，比如注射肝素（heparin）或低分子量的依诺肝素（enoxaparin）。

前世的肝素：好药难求

肝素，对很多人来说又是一个陌生的医学名词。但是随着"经济舱综合征"和"深静脉血栓"等医学名称成为常见词，古老的肝素也一定会越来越频繁地出现在我们的视野里。

说它"古老"，是因为肝素的发现已经是 100 多年前的事了。1916 年，在著名科学家威廉·豪威尔（William Howell）的指导下，约翰斯·霍普金斯大学医学院二年级医学生杰伊·麦克莱恩（Jay McLean）在研究凝血物质时，在犬的肝脏里意外地发现了一种抗凝血的物质，豪威尔教授把它命名为"肝素"。然而，用他们的制备方法获得的肝素尽管可以抗凝血，却有很大的毒副作用，无法安全有效地用于临床。直到 20 多年之后，加拿大科学家查尔斯·贝斯特（Charles Best，胰岛素的主要发现人）的研究团队建立了从牛的肝脏里提取和纯化肝素的新方法，能够除去绝大多数引起各种副作用的杂质和毒性物质，才为肝素作为抗凝血药物在临床上的广泛应用扫除了障碍。1937 年 4 月 16 日，这种更纯净的新型肝素的盐水溶液制剂首次在人体内使用，表现出了显著的抗凝血作用，为治疗下肢创伤后深静脉血栓提供了安全有效的新方法。

从那时起，肝素被越来越广泛地用于各种条件下的抗凝治疗和预防，包括前文提到的深静脉血栓和肺栓塞、急性冠状动脉综合征、房颤、心脏手术时的体外循环、血液透析、器官移植等。作为抗凝血剂，肝素本身虽然不能分解已形成的凝块，但是它可以有效地防止血凝块的形成和延伸，同时依靠患者自身的凝块溶解机制正常工作，分解已形成的血凝块。

1935 年，瑞典科学家埃里克·约尔佩斯（Erik Jorpes）的研究团队首次揭示了肝素的化学结构。天然肝素是一种糖胺聚合物，根据制备的方法不同，得到的肝素的分子量可以从 3 000 到 30 000 个原子单位不等，由此可见，天然的肝素不是一种单一的分子，而是成分相当复杂的混合物。非但如此，肝素的三维空间结构也非常复杂。近年来，应用最先进的光谱成像技术和计算机模拟，科学家建立起了肝素大致（并不十分精准）的三维结构，用以研究肝素的作用机理。我们有理由相信，随着结构的进一步精细化、作用机理的进一步阐明，肝素的应用还将更加宽泛和深化。

肝素的降解：升级换代

因为天然肝素的成分很复杂，而且在已知的各种杂质里不少是有严重毒副作用的，所以发达国家的药品监管部门对药用肝素的制备工艺提出了十分严格的要求，比如平均分子量要控制在 1.2 万～1.5 万个原子单位之间，给成品的质量控制带来了巨大的挑战。

为了提高肝素制备的稳定性，减少各种毒副作用，长期以来，许多药企一直在寻求天然肝素的降解方法，希望在保持抗凝血效果的前提下，获得成分更加均一、更加纯净、杂质更加少的肝素新产品。

用化学方法降解天然肝素，把高分子量（1.2 万～1.5 万个原子单位）的聚胺糖变成低分子量的聚胺糖并不是很难，但是降解之后的产物还要保持天然肝素的生物活性就不那么容易了。经过反复实践，制药界的科学家们找到了几种有效降解方法，获得了安全有效的低分子量肝素（low molecular weight heparin，简称"LMWH"），成为天然肝素的升级换代产品。

20世纪80年代研发成功，1993年批准上市的依诺肝素［商品名"克赛®"（Clexane®）］就是这样一款高质量的低分子量肝素，它被列入世界卫生组织基本药物标准清单。（能列入这个清单的，都是被认定为健康医疗系统中最安全与最有效的药物。）

依诺肝素的制造工艺使用的是很成熟的"碱性消除降解法"。在碱性条件下，通过间位的消除反应（β-elimination reaction）而使天然肝素发生裂解，获得平均分子量为4 500原子单位的低分子量肝素。与其他的肝素降解方法，比如氧化性的过氧化氢降解法、去胺化的亚硝酸降解法等相比，碱性消除降解过程中，产品质量受化学试剂用量、降解反应温度、降解溶液酸碱度及降解时间的影响较小，质量比较稳定。

即便如此，包括依诺肝素在内的所有低分子量肝素仍旧不是成分均一的化学药物，而是包含一定异质性的生物医药产品。对于每个低分子量肝素产品，需要严格定义降解程序，以保证最终产品的生物等效性和临床结果的可预测性。

今生的克赛®：精益求精

在长达 30 年的研发历程中，依诺肝素原研药物克赛®的研发团队精益求精，完善了生产工艺的每一个环节。

对于天然来源，尤其是动物来源的生物产品，保证做到来源的可靠和可追溯是至关重要的。克赛®的原料（天然粗肝素）100% 来源于猪小肠，从屠宰场到产品上市，需经过 74 道严格的检测程序，每一支克赛®都可以追溯到生猪屠宰场，任何其他来源的粗肝素都没有可能进入克赛®的工艺流程。

目前国家药典委员会规定肝素的原料是猪源，因为反刍动物（比如牛）来源的肝素有朊病毒风险。2008 年引起轰动的肝素钠事件，也直接与原材料的质量控制有关。从 2008 年开始，克赛®的生产工艺首先采用 qPCR（quantitative Polymerase Chain Reaction，一种快速测定微量 DNA 序列的生物技术）进行物种鉴定，进行了约 5 000 批次的分析，并向 FDA 推荐了这种检测方法。从 2012 年底开始，FDA 也要求低分子量肝素生产商进行物种检查。

在终产品的表征上，克赛®的团队也下了很大的功夫。能被检测和表征的结构已经达到了 70%，处于行业领先水平。低分子量肝素作为生物来源，尤其是动物来源的产品，必须依靠严格的质控来保证不存在生物或化学污染。因此，通过严格质量保证步骤、采用严格制造规范，确保从原料（粗肝素）收集到最终的 LMWH 产品的最高质量，才能保证患者使用的产品安全有效。

低分子量肝素仍旧是一类分子结构非常复杂的低聚糖。目前的研究结果表明，在它们的糖链结构中，大约有 70% 的糖链组分是没有抗凝活性的。正因为如此，对最终产品的药效检测就变得十分重要，否则临床医生就不能很好地把握其疗效。比如欧美药典对不同抗凝因子活性的比值有明确的规定，所有低分子量肝素都必须符合这个活性要求。另外对低分子肝素的分子量及分布、游离硫酸根的含量也有一定的要求，因为这些指标都会影响到产品的抗凝活性。

目前欧美药典的标准其实只是克赛®质量控制的最低标准。为了达到这些指标，保证产品的安全性、有效性和一致性，克赛®的生产工艺实现了高度自动化和一体化，质量严格把关，超过一头生猪的原材料只能生产一支合格的克赛®制剂！

　　30年的精心守护和严格把关，确立了克赛®抗凝的经典地位，它在医药界有良好的口碑，被广泛用于多个与凝血相关的适应症，造福全球患者迄今已超过 7 亿人次。

畅通的血脉：远离栓塞

大部分情况下，凝血的连锁反应是正常的生理过程，旨在防止血管损伤后的大量失血。但不幸的是，有时候凝血块会在不需要的时候形成（血栓），一些特定的条件，例如肢体长时间不活动（经济舱长途飞行）、外科手术或癌症，都会增加血凝块形成的风险，有可能导致很严重的后果。

深受网球爱好者喜爱的网坛姊妹花威廉姆斯姊妹［大威（Venus Williams）和小威（Serena Williams）］驰骋赛场20多年，获得冠军头衔无数。尤其是妹妹小威，在怀有身孕的情况下，勇夺2017年澳网冠军，创下了又一个体坛新奇迹。同年9月1日，小威剖腹产下女儿奥林匹娅，但是产后不久的一天，小威突然感觉胸闷和呼吸困难，发生了产后的栓塞。有过血栓病史的小威获得了及时的抗凝血治疗，转危为安。相比之下，文章开头提到的那位澳大利亚妇女就没有那么幸运了。

由此可见，栓塞离我们并不遥远，它是一个很现实的健康威胁。1994 年，时任美国副总统丹·奎尔（Dan Quayle）在结束一系列飞机旅行后不久发展出了一个腿部的凝块，美国前第一夫人、前国务卿希拉里（Hillary Clinton）女士，韩国前总统金大中（Kim Dae-Jung）先生都曾有过血栓的病史。有研究表明，深静脉栓塞高风险人群包括患有静脉曲张或癌症患者、吸烟者、做过腿部或盆腔手术的患者、有腿部凝块或腿部损伤史的患者、孕妇、正在服用避孕药或激素替代疗法的妇女、超重或超高的个体、老年人等。

近年来，孕期和产后的栓塞受到了越来越多的关注。十月怀胎是件大事，其间会给你带来很多期盼，但你一定不希望它带来有生命危险的血栓。如果你有过血栓的历史或属于高风险人群，并且正在计划怀孕或已经怀孕，那么尽早让你的医生知道，并主动询问有关栓塞的预防是很重要的。这样你在怀孕期间就可以得到医生或护理人员的密切监管，及早发现可能正在形成凝块的迹象，及时救治，确保孕期的安全和健康的分娩。

低分子量肝素在中国：新的开始

　　肝素和低分子量肝素在中国也有许多年历史了，但是中国老百姓对肝素、低分子量肝素和血栓病的了解却远远落后于时代。更遗憾的是，我们对肝素及低分子量肝素仅有的一点点认识也是关于国产低分子量肝素质量不过关，甚至故意造假的负面新闻。撇开 2008 年的重大事件不说，就在刚刚过去的 2018 年，还发生了欧盟药检机构取消对某个中国低分子量肝素生产商资格认证的事件，再次引起了不该有的关注。

　　2011 年对国产低分子量肝素抽检的结果显示，许多批次的分子量分布和活性指标不合格，与国外原研产品存在较大差距。中国的医药界，除了加强对低分子量肝素生产的严格管控之外，更应该大力宣传生物制品工艺研发和质量控制的重要性。低分子量肝素不是一个产品，而是一类生物制品，不同来源和不同工艺生产得到的肝素，其组成肯定是有区别的，所以低分子量肝素产品的检测指标亟待健全和规范，保证它们在临床使用上的安全和疗效。每一个生产厂商和每一条生产线上的操作人员都应该意识到，他们是在为自己的亲友和子孙后代制药，他们的产品将直接关系到大众的健康和福祉。

根据美国疾病控制中心官网的统计数据，美国每年可能有多达90万人受到深静脉血栓和肺血栓（PE）的影响（每1 000人中有1～2人），并造成其中6万～10万名患者的死亡。在幸存者中，约有一半患者会伴有长期的并发症（血栓后综合征），例如肿胀、疼痛、变色和受累肢体出现鳞屑等，约有三分之一的患者会在10年内复发。遗传学研究显示，5%～8%的美国人口具有一种或几种已知的血栓风险因子，因此具有遗传性血栓形成的倾向，属于高风险人群。

2017年，在中国公立医疗机构中，抗血栓形成药物市场约为260亿元，2018年估计可达290亿元，同比增长约11%。这表明中国医学界和老百姓对于血栓病的认知正在迅速提升，而低分子量肝素类产品作为抗血栓的主要产品之一，也一定会在中国有越来越广泛的临床应用和巨大的市场。

但是我们不能忘记，只有确保安全和疗效，低分子量肝素在中国才会有一个新的开始。

2019 年 3 月初稿于新泽西

2019 年 11 月定稿于新泽西

参考文献

1. Wardrop, D., Keeling, D. The story of the discovery of heparin and warfarin. *British Journal of Haematology*, 2008, 141: 757−763.

2. World Health Organization. 19th WHO Model List of Essential Medicines, April 2015.

3. Severinsen M.T., Johnsen S.P., Tjønneland A., et al. Body height and sex-related differences in incidence of venous thromboembolism: A Danish follow-up study. *European Journal Internal Medicine*, 2010, 21 (4): 268−272.

4. Bates S. M., Greer I. A., Middeldorp S., et al. VTE, thrombophilia, antithrombotic therapy, and pregnancy: Antithrombotic therapy and prevention of thrombosis, 9th ed: American College of Chest Physicians evidence-based clinical practice guidelines. *Chest*, 2012, 141 (suppl 2): e691S – e736S.

第六章

2型糖尿病新药：从蜥蜴毒液到利时敏

肠促胰岛激素，如 GLP-1，是一类肠胃道激素，它们以血糖依赖性的方式增进胰岛素分泌，可以用来缓解 2 型糖尿病患者的餐后血糖升高。但 GLP-1 在人体血液中的半衰期只有几分钟，如何延长其半衰期成为糖尿病药物研发的大热门。第一个有足够半衰期的 GLP-1 类似物来源于一种美洲毒蜥蜴，科学家通过对 GLP-1 的进一步化学修饰，增强了其在人体内的稳定性，新药利时敏最终简化到患者每天只需注射 1 次。

Incretin, such as GLP-1, is a class of GI hormones that stimulate insulin secretion in a glucose dependent manner, and can be used to control hyperglycemia in type 2 diabetic patients. However, the half-life of GLP-1 in human blood is only a few minutes, and how to prolong the half-life was the focus of anti-diabetic drug development. The first GLP-1 analog with a half-life long enough for therapeutic use was a natural peptide isolated from the venom of Gila Monster. Further chemical modifications of GLP-1 increased its stability and led to the discovery of a once a day anti-diabetic drug Lyxumia.

"阿甘"的烦恼

银幕上的阿甘点石成金，总是能逢凶化吉；现实生活中的"阿甘"虽然也功成名就，却自有他的烦恼。

2013 年，阿甘的扮演者，历史上第二个连续两年获得奥斯卡最佳男主角奖的美国著名影星汤姆·汉克斯（Tom Hanks）在一档晚间脱口秀电视节目上坦诚地告诉主持人和观众："我去看医生的时候，他对我说：'还记得你 36 岁以后一直在设法应对的高血糖吧？好了，年轻人，你毕业了！你得了 2 型糖尿病。'"

一开始的时候，"阿甘"试图通过调节饮食来降低血糖，但并未取得足够的效果。"我原先以为只要把面包从我的芝士汉堡中拿掉就没问题了，"他告诉主持人，"但是，这还不够。我的医生说，如果我能达到目标体重，就能控制住 2 型糖尿病。"但这位已经 60 岁出头的影星随后无奈地表示，自己无法回到他青少年时才有的目标体重了，他笑着说："因为我不可能回到我读高中时的体重，那我只好跟 2

型糖尿病共处了。"

不幸的"阿甘"成了世界上逾4亿糖尿病患者中的一个，不得不为有效控制血糖付出更大的努力。2型糖尿病虽然严重影响患者的生活质量，有着巨大的健康风险，但在广大医药科研人员的努力下，虽然不能治愈，却是可以有效控制的。因此，全面了解糖尿病的来龙去脉，可以让我们树立战胜高血糖、恢复健康生活的信心。

不该领先的项目

2016 年，世界卫生组织首次发布了《全球糖尿病报告》（Global Report on Diabetes）。在这份报告的序言中，时任世界卫生组织总干事、来自香港的陈冯富珍医生写道："糖尿病正在蔓延，它已不再是主要发生在发达国家的疾病。世界各地糖尿病的患病率都在不断上升，中等收入的国家尤为明显。"

中国的糖尿病，无论是患者绝对人数还是发病率都已领先世界。根据《美国医学会杂志》（*The Journal of the American Medical Association*，简称"JAMA"）2013 年发表的由宁光院士等中国科研人员独立完成的一项调查研究显示，中国有大约 1.14 亿糖尿病患者，超过印度（0.73 亿），位居世界第一；中国成年人糖尿病的发病率接近 12%，超过美国成年人糖尿病的发病率（约 11.3%）。文章指出："近几十年来，中国糖尿病发病率急剧上升，目前已达到流行病的程度。"1980 年，改革开放的初期，中国人口中糖尿病患者还不到 1%，但这一数字在 2001 年便上升到了 5.5%，2007 年上升到 9.7%，如今已高达 12%。每 8 个成年人中就会有 1 个糖尿病患者。

目前全球糖尿病患者中有一半生活在这五个国家：中国、印度、美国、巴西和印度尼西亚。据《华尔街日报》估计，中国每年治疗糖尿病和相关疾病的花费在全国医保支出中所占的份额已经高达 13%，并呈现出加速上升的趋势，已经成为中国医保最沉重的负担之一。随着糖尿病发病率的持续增高，我们对有效、便捷和经济的糖尿病诊断、护理方法和药物的需求也变得十分紧迫。

胰岛素和肠促胰岛激素

一说起糖尿病的治疗，大家首先想到的肯定是胰岛素。因为 1 型糖尿病的特征在于产生胰岛素的功能丧失，所以注射胰岛素可以缓解因胰岛素缺乏而引起的餐后血糖升高，以及其他相应的并发症。而 2 型糖尿病则是由于身体对胰岛素的敏感度降低造成的，一般来说，患者的胰脏功能开始衰退，但是合成与分泌胰岛素（β-细胞）和胰高血糖素（α-细胞）的功能并没有完全丧失，因此还可以通过药物干预，促进胰岛素的合成与分泌，或者减缓胰高血糖素的合成与分泌，达到降糖的效果。

想要促进胰岛素的合成与分泌，就要搞清楚胰岛素的调节机制。科学家们很早就发现，除了血糖升高直接引起的胰岛素分泌之外，口服葡萄糖还可以通过另一条途径引起胰岛素的分泌。口服葡萄糖能在胃肠道引起一组多肽类激素的分泌，这些激素作用到它们各自的受体上，就能促进胰岛素的合成与分泌，所以科学家把这些激素称为"肠促胰岛激素"

（incretin），而这些激素引起的胰岛素分泌就被称为"肠促胰岛激素效应"（incretin effect）。

你也许会说："听上去，肠促胰岛激素好像也可以缓解2型糖尿病患者餐后血糖升高的情况。"听上去应该如此，事实也确实如此。

科学家通过打点滴的方法，将最主要的肠促胰岛激素GLP-1注入2型糖尿病患者的静脉，人为地把这个肠促胰岛激素控制在较高的水平，就可以有效控制患者的餐后血糖。为什么非要打点滴？因为GLP-1在人体血液中的半衰期只有几分钟，一次性注射后很快就会被降解失效，然后排出体外，不足以显示药效，只能通过连续滴注才能起效。

可想而知，通过各种方法延长GLP-1的半衰期，使其适合临床应用是21世纪初糖尿病药物研发的大热门。但是人算不如天算，在各显神通的竞争中，第一个有足够半衰期的GLP-1类似物出自"上帝之手"，来源于一种美洲毒蜥蜴。

毒蜥蜴唾液入药

这种蜥蜴叫吉拉怪兽（Gila Monster），生活在美国西南部和墨西哥北部的沙漠地带，成年时体长 40～60 厘米，体重可达 2 千克，是北美洲最大的蜥蜴，也是世界上少数几种有毒的蜥蜴之一。

在早期的西部开拓者心中，吉拉怪兽是一种可怕的怪物，传说它呼出的气体很难闻而且有毒，如果被它咬一口足以致命。其实吉拉怪兽并没有那么可怕，因为它行动迟缓，对人畜基本不构成威胁。它的唾液虽然有毒，会引起剧痛、红肿和浑身无力等严重症状，但是不足以杀死一个成年人。

科学家经过多年研究，从吉拉怪兽的毒液里找到了许多活性物质，包括不下一打多肽类的活性物质，其中一些会引起疼痛，一些会引起红肿，还有不少作用于血管和胃肠道。就是从这些多肽类的活性物质中，科学家不但找到了有抗癌作用的新型化合物，也找到了几个与上文提到的肠促胰岛激素 GLP-1 很类似的化合物。

其中一个多肽类物质 Exendin-4 的氨基酸顺序有 50% 与 GLP-1 是一样的，在人体内能起到 GLP-1 的降糖作用，而且不太容易被降解，半衰期（3～4 小时）比 GLP-1 长很多。2005 年，人工合成的 Exendin-4 在美国上市，用于 2 型糖尿病治疗。

利时敏一天一次

除了出自"上帝之手"的 Exendin-4，人工延长多肽类药物半衰期的方法还有好几种，可以是缓释配方制剂的应用，也可以是化学结构的修饰，等等。比如赛诺菲的利西那肽［Lixisenatide，商品名"利时敏"（Lyxumia）］，就是通过对 GLP-1 进行化学修饰来增强它体内稳定性的。利时敏在血液中的半衰期也是 3～4 小时，虽然相比天然 GLP-1提高了很多，但与来自蜥蜴毒素的 Exendin-4 相比好像没有什么优势。

刚开始做临床试验的时候，研究人员特意安排了两组患者，其中一组接受一天两次的利西那肽治疗，另一组则接受一天一次的治疗。尽管一天两次的治疗给患者带来了更高的药物血浆暴露量，但是与疗效相关的几个关键指标，比如糖化血红蛋白降低，与一天一次的治疗相比却没有什么提高。这是怎么回事呢？研究人员提出了可能的合理解释。

通过体外的活性测试我们知道，利西那肽与靶点

（GLP-1 受体）的结合非常牢固，只要很少一点点就可以占据大部分靶点。在这种情况下，熟悉"滴定曲线"的人都知道，超过临界点之后，增加利西那肽的血液浓度并不能有效增加靶点的占有率。另外，利西那肽从靶点上解离下来的速度也会影响到利时敏的有效时间。如果解离的速度很慢，在血液中游离药物的含量已经很低的时候它还能继续占据靶点，发挥作用。

就这样，严谨的科学研究获得了意想不到的好结果，把原先的每餐后 60 分钟之内皮下的注射，简化到了每天只需注射 1 次。

胃排空与餐后血糖

利西那肽的作用靶点 GLP-1 受体除了调控胰岛素的分泌之外，还有其他的生物调节功能，比如降低胰高血糖素分泌，减缓胃排空，这些效应也都和血糖调控紧密相关。根据临床结果，研究人员认为，利西那肽对于餐前血糖的作用主要通过刺激胰岛素分泌来实现，而对于餐后血糖的作用则主要通过延迟胃排空而实现，对整体血糖控制来说是有价值的选择。

利西那肽于 2016 年 7 月 28 日获得 FDA 批准在美国上市。到目前为止，它是唯一在中国获批的基础胰岛素适应症的 GLP-1 受体激动剂。鉴于利西那肽对餐后血糖水平的有利影响以及基础胰岛素针对空腹血糖的控制，利西那肽与基础胰岛素的作用机制相辅相成。对于那些基础胰岛素治疗下不达标的 2 型糖尿病患者，利西那肽也应该是有效治疗选择，并且可能成为优于基础强化治疗的首选疗法。

研究结果显示，在具有不同背景疗法的各种 2 型糖尿病患者群体中，利西那肽改善了患者的血糖控制，表现出良好的安全性，低血糖的发生率很低，并且没有增加心血管事件的风险。

早在 2013 年，利西那肽就获得了欧盟监管部门的批准，但在美国的上市却好事多磨。2008 年之后，FDA 要求对新的抗糖尿病药物提供具体的心血管安全性数据。赛诺菲决定撤销上市申请，计划 2015 年在完成临床研究结果之后再重新申报。2015 年 9 月，FDA 重新受理了赛诺菲的申请，并最终予以批准。

控血糖刻不容缓

中国科研人员关于糖尿病的调查研究显示，由于医疗条件的限制，中国很多地区目前对糖尿病的诊断不到患者人数的一半。换句话说，在很多地方有一半的患者还不知道自己已经患了糖尿病，或正在发展成为糖尿病。如何加强对糖尿病危害的宣传，提高民众对糖尿病的认识，采取有力的措施，积极地预防、诊断和治疗糖尿病已经刻不容缓。

正如世界卫生组织在《全球糖尿病报告》中指出的那样，糖尿病患者得到及时治疗和妥善管理后仍旧可以过上长寿健康的生活。我们应该相信，通过一系列经济有效的干预措施，2型糖尿病患者的病情可以得到缓解，这些干预措施包括：通过饮食、运动和必要的药物治疗来控制血糖。利西那肽等新型糖尿病药物的上市，给2型糖尿病患者提供了更多治疗选择，尤其是那些用基础胰岛素还不能有效控制血糖的患者。

绝大部分糖尿病专家认为，跑步对于2型糖尿病患者来说是一种控制血糖的好方法，因为运动可以使身体对胰岛素的作用更敏感。银幕上的阿甘毅然决然地去跑步，没日没夜地跑，漫无目的地跑，他的身后就有了越来越多的追随者，你是其中之一吗？

2018 年 10 月于新泽西

参考文献

1. World Health Organization. Global Report on Diabetes. 2016.

2. Xu, Y., et al. Prevalence and Control of Diabetes in Chinese Adults. *Journal of American Medical Association*, 2013, 310: 948⁻958.

3. Ezzati, M., et al. Worldwide trends in diabetes since 1980: a pooled analysis of 751 population-based studies with 4.4 million participants. *Lancet*, 2016, 387: 1505.

4. Becker, Reinhard H. A., et al. Lixisenatide reduces postprandial hyperglycaemia via gastrostatic and insulinotropic effects. *Diabetes / Metabolism Research and Reviews*, 2015, 31: 610.

附录　糖尿病真相

2016 年，世界卫生组织首次发布了《全球糖尿病报告》，总结了有关糖尿病的 10 个关键事实。

1. 全球有大约 4.22 亿糖尿病患者。从 1980 年到 2016 年，糖尿病患者人数翻了两番，是原来的 4 倍。在过去 30 年中，糖尿病的发病率一直在逐年上升，与肥胖和体重（指数）超标人群的增加基本同步，中低收入国家的糖尿病发病率增长最快。

2. 糖尿病是世界人口死亡的主要原因之一。2012 年，糖尿病是造成 150 万人死亡的直接原因。同年，由于心血管疾病和其他疾病的风险增加，血糖水平高于正常水平，导致另外 220 万人死亡。即使血糖水平还没有高到确诊糖尿病水平，身体也可能受到损害，心血管疾病的风险随着血糖的升高而升高。

3. 糖尿病主要有两种形式。1 型糖尿病的特征在于缺乏胰岛素产生，而 2 型糖尿病则是由于身体对胰岛素的敏感度降低造成的。引起 1 型糖尿病的原因和风险因素仍然未知，也没有有效的预防措施。

4. 第三种类型的糖尿病是妊娠糖尿病。妊娠期糖尿病的特征是血糖高于正常值，但低于糖尿病的诊断值。患有妊娠糖尿病的女性在怀孕和分娩期间发生并发症的风险增加。她们及其孩子将来患糖尿病的风险也会增加。

5. 2 型糖尿病比 1 型糖尿病更为常见，占全球糖尿病病例的绝大多数。较粗的腰围和较高的体重指数会增加患 2 型糖尿病的风险，尽管这种关系可能在不同的人群中有所不同。以前罕见的儿童糖尿病在世界范围内有所增加。

6. 糖尿病患者在得到及时治疗和妥善管理后，仍旧可以过上健康长寿的生活。一系列经济有效的干预措施可以帮助糖尿病患者缓解他们的病情，这些干预措施包括：通过饮食、运动和必要的药物治疗来控制血糖、血压和血脂，以减少心血管病的风险和其他并发症，并定期检查眼睛、肾脏和脚部的损伤情况，以便及时治疗。

7. 早期诊断和干预是糖尿病患者健康生活的关键。诊断和治疗得越晚，糖尿病患者的健康状况就越差。血糖测量等基本技术在初级卫生保健机构中都已经随时可用了。

8. 大多数糖尿病死亡发生在中低收入的发展中国家。一般来说，低收入国家的初级卫生保健从业人员无法获得治疗和护理糖尿病患者所需的基本药物和技术，中收入国家获得基本药物（包括拯救生命的胰岛素）和技术的机会也是有限的。

9. 糖尿病是失明、截肢和肾衰竭的重要原因。所有类型的糖尿病都可能导致身体许多部位的并发症，并增加死亡的总体风险。可能的并发症包括心脏病、中风、肾衰竭、腿部截肢（因感染不愈合的足部溃疡）、视力丧失和神经损伤。

10. 2 型糖尿病是可以预防的。经常性 30 分钟中等强度的体育锻炼和健康的饮食习惯（也就是我们常说的"迈开腿，管住嘴"）可以大大降低患 2 型糖尿病的风险。

第七章

铂药经典：历久弥新的乐沙定传奇之路

做首饰的铂金竟是癌细胞克星？没错，顺铂（顺式异构体）自 1978 年获得 FDA 批准以来，成为史上最成功的抗癌化疗药物之一。从那以后，科学家不断开发抗癌作用更强、耐药性和毒副作用更小的新一代铂类化疗药物，其中包括一款新型的铂类衍生物——奥沙利铂。然而，谁曾想，这个后来获得法国盖伦奖的经典药物，起先并不被看好，甚至差点夭折。

Platinum, the precious metal frequently used in jewelry industry is actually the nemesis for cancer cells? Yes. Since its approval by FDA in 1978, Cisplatin is one of the most successful anti-cancer drugs. From then on, scientists have kept developing new generations of platinum drug for cancer chemotherapy, including the innovative Oxaliplatin. Who would have thought, this Prix Galien winning drug had been overlooked by many experts at the beginning, and was on the fringe of abandonment?

一提起化疗（chemotherapy），大家自然而然就会想到癌症，脑海里很有可能就会出现一个极度虚弱的癌症患者的画面：头发完全脱落了，臂弯里插着输液管，旁边是挂着吊瓶的支架……其实"化疗"一词的起源跟癌症一点关系都没有。

"进来的人请放弃所有的希望"

20世纪初，德国著名药物化学家保罗·埃尔利希（Paul Ehrlich）首次正式使用了"化疗"一词，泛指使用化学药品治疗疾病这一过程，当时他的团队并没有研发癌症药物，而是在寻找新型的抗感染药物。

当然，埃尔利希本人对研发治疗癌症的药物也很有兴趣，他们建立了动物模型，筛选了包括苯胺染料和一些烷基化试剂在内的多种实验药物。但是他的团队对发现新型的癌症药物并没有抱太大的希望，他们在实验室的门上贴了一条提示："进来的人请放弃所有的希望。"（Give up all hope, oh ye who enter.）可见研发癌症药物之难。

第二次世界大战期间，美国军方在研究芥子气（mustard gas，一种被法西斯分子用于化学战的毒气）的过程中，找到了一个被称为"氮芥"（nitrogen mustard）的新化合物，发现这个化合物能通过抑制DNA复制而杀死快速增长的癌细胞，对淋巴瘤（lymphoma）有一定的疗效。

此后不久，美国波士顿的儿科医生西德尼·法伯（Sidney Farber）发现了氨基蝶呤（Aminoguanidine，一种与维生素叶酸有关的化合物）通过类似的机理（抑制DNA复制）可以缓解儿童急性白血病。

从那时起，越来越多的研究人员开始寻找能抑制细胞生长和复制的药物，癌症化疗的时代开始了。

化疗：起死回生的重要里程碑

一直到 20 世纪 60 年代，化疗药物研发的进展十分缓慢，手术和放射治疗在癌症治疗领域仍旧占据主导地位。这种组合虽然有一定的疗效，但很快就遭遇了瓶颈，累积的数据显示，即使采用很激进的局部治疗也不能进一步提高疗效。于是人们在外科手术和放射治疗之外，开始寻找化学药物作为辅助治疗方法，大量资源开始投入抗癌药物的研发中。

但是，没有迹象显示化疗有望治愈癌症，尽管在实验室里有不少令人印象深刻的抗肿瘤效应。1958 年，正在 NCI 工作的美籍华裔医生李敏求报告了一项令人振奋的胎盘绒毛膜癌（choriocarcinoma）化学治疗的初步结果。

李敏求医生 1919 年出生于中国沈阳，1947 年赴美国留学。1955 年在 NCI 担任辅助产科医生。在工作中，李医生接触到了罕见的胎盘绒毛膜癌的患者，目睹了这种罕见的癌症给孕妇患者带来的巨大痛苦和不可避免的死亡。他开始致力于寻找治疗方法，但是当时能用的化疗药物很少，他尝试了不同剂量的氨基蝶呤和不同的用药间隔，发现患者的情况得到了足够的改善，虽然氨基蝶呤引起的毒副作用也很明显，包括白细胞减少等，但是患者在之后的几个月内逐渐恢复了正常，"不再有疾病迹象"。

这是历史上第一次用化疗治愈恶性实体肿瘤，标志着化疗由缓解治疗向治愈的过渡。也许是因为结果太好了，以至于当时有很多专家都不以为然，包括李敏求医生当时的老板。不得已，李医生只好辞去了NCI的工作，回到老东家纪念斯隆－凯特琳癌症中心继续化疗的研究工作，在男性睾丸癌化疗方面又取得了新的突破。逐渐累积的数据最终证实了李医生的化疗结果，他因此于1972年荣获拉斯克临床医学奖，成为第一位获得该奖的华裔科学家，载入了癌症治疗的史册。

做首饰的铂金竟是癌细胞克星？

20 世纪 60 年代，癌症化疗有了突破性的进展，除了李敏求医生的成功之外，铂金化疗药物的发现是另一个重要的里程碑。

巴内特·罗森伯格（Barnett Rosenberg）教授是密歇根大学的生物物理学家。1963 年，他正在研究电场对大肠杆菌细胞分裂的影响，因为他观察到细胞有丝分裂时，末端染色体分离的纺锤体模式特征与磁铁两极之间的磁力线很相似。于是他指导实验员把大肠杆菌放在氯化铵缓冲液中，然后将铂金的电极插入缓冲液中形成电场。为什么会用铂金电极呢？因为铂金有一个很重要的化学性质，那就是它的化学惰性（或者说稳定性），除非在非常极端的化学环境里，否则铂金是不会发生反应的。（所以铂金首饰可以保持持久的光亮，受到众多爱好者的青睐。）

与他们预计的结果相反，罗森伯格和他的实验员注意到在铂金电极施加电场的缓冲溶液里，大肠杆菌的分裂不但没有被促进，反而被抑制了。经过反复试验和观察，他们发现这个令人意外的现象不是由电场引起的，而是因为他们原本以为是惰性的铂金电极并不是完完全全的惰性，在氯化铵缓冲液中发生了一点点电解，形成了微量铂盐与氯化铵的加合物，而这种加合物对细胞分裂有很强的抑制作用。于是他们又测试了多种不同的金属化合物，发现它们或多或少也有一些抑制大肠杆菌细胞分裂的作用，但是抑制活性最强的仍旧是铂盐与氯化铵的加合物。

其实早在1845年，意大利化学家米歇尔·佩隆（Michele Peyrone）就首次描述了这种铂盐与氯化铵的加合物［Pt (NH$_3$)$_2$Cl$_2$］，所以长期以来一直被称为佩隆盐（Peyrone salt）。这是一个微观结构为平面四方形的化合物，存在两种可能的异构体（化学成分相同但基团空间排列不同的化合物）。如果两个氨基配体在同一边，化学家称之为"顺式"；反之，如果氨基配体分立在对角线的两端，化学家就称之为"反式"。进一步研究表明，只有顺式异构体［所以称为"顺铂"（Cisplatin）］是有活性的，而反式异构体（Transplatin）则是无效的。

顺铂是不是有可能抑制癌细胞的分裂？带着这个问题，

罗森伯格教授的团队于 1968 年开始在小鼠肿瘤模型中进行初步的试验。他没有按照常规在实验小鼠皮下植入肿瘤后的第二天就开始给小鼠用药，而是等肿瘤长到大约 1 克重量时才开始用顺铂治疗小鼠，结果缩小了小鼠皮下的实体肿瘤，并使小鼠存活而且保持健康，达到了很高比例的治愈率，成了癌细胞的克星。

基于这些结果，NCI 全面评估了顺铂的抗肿瘤活性，之后在 1971 年开始了多中心的临床试验，大获成功。自 1978 年获得 FDA 批准以来，顺铂是历史上最成功的抗癌药物之一。

新型铂金衍生物：何处是归途？

顺铂的发现彻底改变了睾丸癌和卵巢癌的治疗方法，特别是睾丸癌，其整体治愈率超过 90％，对于早期患者几乎是 100％。它还被用于治疗颈部、头颈部和非小细胞肺等癌症。然而，顺铂也有较强的肾毒性、神经毒性和骨髓毒性，还有明显的胃肠道副作用。除了副作用之外，影响顺铂疗效的另一个主要问题是癌细胞对顺铂的耐药性。

于是，医药界的科学家开始研究顺铂抑制癌细胞分裂的作用机制，以期开发抗癌作用更强、耐药性和毒副作用更小的新一代铂类化疗药物，先后有 20 个铂类化合物进入了临床试验。

1976 年，日本名古屋市立大学药学系喜谷喜德（Yoshinori Kidani）教授的研究团队合成了一款新型的铂类衍生物——奥沙利铂（Oxaliplatin）。最初的研究发现，这个新的铂类化合物虽有抗癌活性，但毒副作用也很显著，而且还有一些其他铂类试剂没有的副作用，一时间利弊难以判断。1979

年获得化合物的专利之后，喜谷教授一直积极寻找合作伙伴，希望共同开发奥沙利铂，却四处碰壁。业界的专家们都认为，根据已有的临床前研究数据，看不出奥沙利铂与顺铂的差异性，很难与已经很成功的顺铂，以及将要上市的好几个后续铂药竞争，在"拥挤的"癌症化疗市场里分到"一杯羹"，所以即使降到了"白菜价"也还是没人愿意接盘。

十年弹指一挥间。1989 年，第二个铂类化疗药物——卡铂（Carboplatin）在美国和法国上市了。同年，瑞士一家刚刚成立没多久的小型制药公司德彪（Debiopharm）认为奥沙利铂也许还有机会。他们认为这个化合物毒副作用也许并没有过分严重，应该可以通过改变剂型、减少注射次数等方法来扩大药物的安全窗口。所以他们就以"白菜价"买下了这个一直找不到买主，被搁置了 10 年的奥沙利铂的全球权益，在仍旧没有人看好的情况下，用很有限的资源开始了奥沙利铂的临床研究。

他们能成功吗?

奥沙利铂：克服毒性，起死回生

为了能体现出区别于已经上市的顺铂和卡铂的疗效，这家小公司选择了已经转移的晚期结直肠癌（metastatic colorectal cancer）作为首选适应症进行开发，难度很大。

因为投入资源不够，最初的临床试验规模都很小。他们发现奥沙利铂在单独用药的情况下，临床数据虽然也显示了一定的疗效，但同时也存在不少疑问，并不令人信服，于是越来越多的人相信开发奥沙利铂的路大概是走到尽头了。

新药研发的原野上，路的尽头是未开垦的处女地，等待的是拓荒者。在没有退路的情况下，科学家们凭着初步数据提供的一线希望，勇敢地走入了未知，开始了新一轮联合用药的临床试验。

当他们把奥沙利铂与氟尿嘧啶（Fluorouracil）和甲酰四氢叶酸或亚叶酸（一种被称为 FOLFOX 的组合）联合使用时，转机终于出现了。联合用药的协同效应使奥沙利铂成为第一个具有令人信服的数据的、抗转移性晚期结直肠癌的铂类药物，而且与顺铂之间无交叉耐药性，填补了癌症化疗的空白。为进一步扩大安全窗口，临床研究人员仔细比较了一次性推注和静脉滴注这两种不同的给药方式，结果发现静脉滴注可以使化疗过程中的骨髓毒性和消化道毒性进一步降低，安全窗口扩大，能让更多的癌症患者获益。

1994 年，因为公司兼并与收购，开发奥沙利铂的接力棒传到了赛诺菲的手里。他们在获得奥沙利铂的专利许可后，加大力度，快速推进奥沙利铂的临床试验，于 1996 年以"乐沙定"（Eloxatin）的商品名在法国首先上市，随后于 1999 年在欧洲其他地区推出。乐沙定 2002 年获得美国 FDA 的批准，2003 年成为赛诺菲公司销售额排名前三的重磅药物之一，当年销售额达 8.24 亿欧元。2004 年，乐沙定还获得了法国盖伦奖（Prix Galien Award）。

目前，该化合物已被全球 60 多个国家批准为抗癌化疗药物，可用于多种不同癌症的化疗，而且被列入了世界卫生组织基本药物标准清单，成为不可或缺的癌症化疗药物，即使在肿瘤免疫疗法取得了突破性进展的今天，仍然在多种癌症的标准疗法中有着举足轻重的地位。

乐沙定：中国上市比美国早三年

在很多人的印象中，原研药在中国上市的时间普遍落后于欧美国家，多年来的事实也确实如此，但原研的奥沙利铂乐沙定打破了常规。1998 年，乐沙定在中国上市了，只比最先上市的法国晚了 2 年，比美国上市早了 3 年多，即使在今天看来也是很少见的。这跟赛诺菲早在 1982 年就进入中国，成为首批进入中国的跨国制药企业之一是很有关系的。

1996 年，乐沙定刚刚在法国上市，赛诺菲就希望开拓中国市场，让它尽早惠及中国的癌症患者，开始与中国的几家大医院合作。同年，乐沙定在中国的临床试验开始了，成为在中国做临床试验最早的进口抗癌药物之一，为中国医药界与国际接轨，建立"良好临床试验规范"（Good Clinical Practice，简称"GCP"）起到了巨大的推动作用。

经过 3 年的临床试验，乐沙定的疗效与安全性在中国癌症患者身上得到了验证，于 1998 年成功进入中国市场，用于多个适应症，包括转移性结直肠癌的一线治疗、原发肿瘤完全切除后三期结肠癌的辅助治疗以及不适合手术切除或局部治疗的局部晚期和转移的肝细胞癌（HCC）的治疗等，其中肝细胞癌适应症在中国的获批也是乐沙定在中国的创新之举。中国是肝癌大国，亟需有效的治疗药物，在与中国顶尖专家的合作推动下，乐沙定的肝癌临床研究取得了重大突破。借助新的临床研究结果，乐沙定肝癌适应症的获批，也使中国成为批准适应症最多的国家之一。乐沙定成为中国癌症化疗的大药，造福数十万癌症患者，让他们的生命之光重新绽放。

赛诺菲在比利时工厂使用独特的工艺，确保乐沙定不存在未知的杂质，有效避免未知杂质带来的潜在用药风险，是唯一做到全球共线生产的奥沙利铂。乐沙定更长的有效期、更宽松的储存条件，也为临床广泛使用，以及医院、运输机构带来便利。

时光荏苒，如白驹过隙，赛诺菲的乐沙定团队，从合成到制剂，从包装到贮存，从学术服务到推动规范，始终一丝不苟地守护着这个重要的品牌，其质量内控标准（95%～105%）比中国药典的规定（90%～110%）更严格。只有这样，乐沙定才能从 1996 年上市到现在，为世界各地癌症患者的化疗做出持久的重要贡献。

2019 年 4 月初稿于上海

2019 年 11 月定稿于新泽西

参考文献

1. Vincent T. DeVita, Jr. and Edward Chu. A History of Cancer Chemotherapy. *Cancer Research*, 2008, 68(21): 8643.

2. C. Monneret, Platinum Anticancer Drugs. From serendipity to rational design. *Annales Pharmaceutiques Françaises*, 2011, 69: 286.

3. 孙燕，管忠震，金懋林，李维廉，李丽庆，石廷章，等.奥沙利铂单药或与氟尿嘧啶-甲酰四氢叶酸联合应用治疗晚期大肠癌Ⅱ期临床试用报告.《癌症》，1999，18(3)：237-240.

第八章

血糖『长安』十二时辰：
长效甘精胰岛素的故事

对糖尿病患者来说，保证全天候血糖"不高不低"非常重要。要想模仿人体基础胰岛素分泌，最直接的方法是病人 24 小时带着注射针和输液瓶，进行静脉滴注，但这样的做法显然没有医院外实际操作的意义。于是在长达百年的历程中，医药界不断研究如何让胰岛素变得长效、更长效一点。进入 21 世纪，随着生物工程技术的突飞猛进，人类历史上第一个实现 24 小时"昼夜护航"的长效甘精胰岛素终于获批上市。

For diabetic patients, it is very important to have their blood sugar under control the around clock, neither too high, nor too low. To mimic basal insulin secretion, one could have continuous intravenous insulin infusion, but it is not practical outside hospitals. In the past 100 years or so, medical researchers have been trying to prolong the half-life of insulin through various means, and eventually, the breakthrough in biotechnology brought us the 24-hour-long acting insulin glargine.

2019 年下半年，电视剧《长安十二时辰》热播荧屏。大家是否知道，从短效胰岛素到"十二时辰"（24 小时）的长效胰岛素，经历了长达 78 年的科学研究。

越长越好？

起初，我们有了常规胰岛素，那是 1922 年的事；

然后，我们有了中效胰岛素，那是 1946 年的事；

再后，我们有了长效胰岛素，那是 2000 年的事。

常规（天然）胰岛素是"短效"的，它在人体内的半衰期只有 4～6 分钟，进入血液循环后 1 小时左右就被完全降解了。为了有效控制血糖，糖尿病（包括 1 型和 2 型糖尿病）患者必须一天多次注射，这影响了生活质量。

中效胰岛素（intermediate-acting insulin），顾名思义，延长了胰岛素在体内的有效时间。它在不改变胰岛素化学结构的情况下，通过添加剂改变微观晶体结构，实现了皮下注射之后胰岛素的缓慢释放，增强和延长了血糖控制，改善了糖尿病（包括 1 型和 2 型糖尿病）患者的疾病控制和生活质量。

长效胰岛素（long-acting insulin），则是通过对胰岛素本身化学结构的修饰，来实现"有效"胰岛素的缓慢释放，从而模拟人体内"基础胰岛素"（basal insulin）的活动模式，实现了一天一次皮下注射的给药方式，进一步提高了糖尿病（包括 1 型和 2 型糖尿病）患者的疾病控制和生活质量。

为什么从常规胰岛素到中效胰岛素用了 20 年，而从中效胰岛素到长效胰岛素却足足用了 50 多年？这就要从 100 年前胰岛素的发现讲起了。

聚焦胰脏

在胰岛素被发现之前，糖尿病，当时主要是1型糖尿病，是一种绝症，基本上无药可治，只有"饥饿疗法"能对一小部分患者（现在我们知道那些是"非胰岛素依赖型"的糖尿病患者）有一定的缓解作用，而（现在我们知道）绝大部分糖尿病患者都是"胰岛素依赖型"的，经确诊后的生存期大都不到两年。晚期的糖尿病患者会陷入昏迷，并失去生命。

糖尿病是一种古老的疾病，文字记载可以追溯到公元前1500年的古埃及。从那时起，我们的祖先就开始了对糖尿病的探索，上面提到的"饥饿疗法"就是其中一个很无奈的尝试。到了19世纪末叶，好几项现代科学对于糖尿病研究的重要结果终于让医学界的注意力集中于一个当时并不起眼的小器官——胰脏。

进一步的研究发现，把狗的胰脏切除后，这只狗就会表现出糖尿病几乎所有典型症状；这时，如果把一小块胰脏组织种植到这只狗的皮下，它的各种糖尿病症状就会减轻；接着，如果再把这块胰脏组织从皮下取出来，糖尿病症状又会立刻重现。于是科学家们认定，胰脏里一定存在着与血糖调控紧密相关的活性物质。

进入 20 世纪之后，医学界愈发努力地从胰脏中寻找能缓解糖尿病的活性物质。他们开始尝试用酒精萃取从狗身上切除下来的胰脏，再把这种萃取液注射到患糖尿病的狗体内，发现这样做可以缓解糖尿病的症状。他们甚至成功地用狗的胰脏萃取液使一名已经进入昏迷状态的晚期糖尿病患者重新苏醒过来。

第一次世界大战之后，一度被迫中断的糖尿病研究又活跃起来。两位加拿大科学家最终在 1921 年，从胰岛小体中找到了这种活性物质，把它命名为"胰岛素"（insulin），揭开了糖尿病治疗的新篇章。仅仅两年之后，这两位发现胰岛素的加拿大科学家就获得了诺贝尔生理学或医学奖，这在诺贝尔奖的历史上是绝无仅有的。

来去匆匆

胰岛素的发现从根本上改变了糖尿病患者的治疗和预后，把这种疾病从一个不治之症变成了可控的慢性病。但是，胰岛素治疗也会出现一些不良反应，最主要的是使用不当会造成低血糖，这是有生命危险的。另外，胰岛素在人体内的半衰期只有4～6分钟左右，进入血液循环后，1小时左右就会被完全降解。

为什么会这样呢？其实这是人类进化过程的必然结果。

在人类漫长的进化过程中，我们的祖先长期处于吃了上顿没下顿的状态。为保证下一次成功捕获猎物或者采集足够的果实，我们的身体必须在没有进食的这段时间（农耕时代之前很可能是一整天甚至几天）里保持正常的功能。大脑是最重要的器官，它优先获得能量，直接从血液中吸收葡萄糖，所以低血糖直接影响大脑功能，是非常危险的。

为了在没有进食的条件下保持一定的血糖水平，我们必须能在进食后很快地把摄取的能量储存起来再慢慢释放，这就是胰岛素的主要功能。因为我们的进食是间歇性的，而且持续时间相对都很短，所以胰岛素的分泌也是间歇性的，在餐后血糖升高时达到峰值，把血液中的葡萄糖转化为糖原储存起来。血糖水平降下来之后，胰岛素的分泌必须及时下降，已经循环在血液里的胰岛素也必须被及时清除出去，要不然血糖就会继续降低，发生危险。所以说，进食后胰岛素的及时分泌和快速降解是人类在生活环境的压力下长期进化的必然产物。

到了现代社会，发达国家和地区的食物供应是有保障的，储存能量早已不再是生存之必需，而无节制地摄取过多的能量，反而会给身体的能量代谢系统（主要是胰脏）增加很大的负担。久而久之，就会造成胰脏功能衰退，不再能够对血糖的变化做出灵敏的反应：

对不起，你得了 2 型糖尿病。

不高不低

在疾病早期，2 型糖尿病患者的胰岛素分泌能力发生了一些衰变。这种分泌缺陷随着时间的推移而发展，导致胰岛素的产生不足以维持血糖的调控。尽管这个过程的病理学尚未完全阐明，但高血糖似乎对胰脏的 β-细胞功能具有破坏性的作用，并且可能导致 β-细胞的去分化或凋亡。β-细胞的损失和由此导致的相对胰岛素缺乏造成葡萄糖不耐受，发展成典型的糖尿病。

起初，2 型糖尿病的患者通常用口服降糖（非胰岛素）药物治疗，随着疾病的发展，大多数患者最终需要用外加的胰岛素来控制血糖。但是，常规胰岛素的快速释放和快速降解等特性使其在糖尿病的治疗中受到不少限制，比如口服常规胰岛素是无效的，因为它不能在血液中达到起效的浓度（口服的生物利用度很低）。常规胰岛素经过注射后进入血液，可以很快达到起效浓度，但是随后的降解也很快，所以患者必须在高血糖时才能注射。为了避免注射后出现低血糖的危险，注射前还要测一下血糖，才能确定剂量，很不方便，影响了患者的生活质量。

进一步的研究发现，胰脏 β-细胞分泌胰岛素的正常生理模式，除了餐后血糖升高时较大量的间歇式分泌，还有在进食间隔里平稳而持续的少量胰岛素分泌，称为基础胰岛素，以实现全天持续的血糖控制。

由此看来，为了保证全天候血糖的"不高不低"，模仿胰岛素分泌的正常生理模式的治疗可能是实现糖尿病患者的严格血糖控制的最佳方式。

不急不缓

要想模仿基础胰岛素分泌，最直接的方法应该是静脉滴注，用血糖测试的反馈回路进行"钳位"（clamping）。这样做虽然精准，但是病人却不得不24小时带着注射针和输液瓶，显然没有医院外实际操作的意义。于是医药界开始研究胰岛素的修饰，希望能减缓它的吸收，延迟它的降解，从而起到类似于基础胰岛素的功效。

早先，研究人员尝试了各种不同制剂以减少每日所需的注射次数，比如使用阿拉伯树胶溶液、油悬浮液和卵磷脂乳液等添加剂来延迟皮下注射后的吸收，还尝试通过给予胰岛素溶液与血管收缩剂（如垂体后叶素或肾上腺素）来延长胰岛素的作用，然而所有这些努力都没有取得实质性的突破。

20世纪30年代，鱼精蛋白锌胰岛素（protamine zinc insulin）制剂得到了开发。这是一款含有过量鱼精蛋白（protamine）和少量锌离子（zinc ion）的胰岛素制剂，其降糖作用可持续 24 小时以上。尽管有这么长时间的作用，但鱼精蛋白锌胰岛素的使用受到了更大的低血糖风险的限制。1946 年，中性鱼精蛋白胰岛素（neutral potamine hagedorn，简称"NPH"，这是一种将鱼精蛋白和胰岛素在中性条件下等比例混合的胰岛素制剂）上市了。这种稳定制剂的有效时间不到 24 小时，被称为"中效胰岛素"，大多数情况下可以通过每天两次皮下注射的方式给药。

NPH 胰岛素不急不缓的释放模式，有效地模仿了基础胰岛素的功效，减少了低血糖的风险。但它仍旧存在着一些缺陷，例如个体间和个体内的差异比较显著，吸收也不是很稳定。皮下注射后仍旧会出现一个血浆浓度的峰值，所以还是会有低血糖的风险，尤其是在晚餐前或临睡前使用的情况下。

对此，还有进一步提升的空间吗？第二次世界大战之后，分子生物学的迅速发展使直接修饰胰岛素成为可能。迄今为止，通过化学修饰胰岛素来延长其作用的策略主要有两种：一种是给胰岛素分子加上不同长度的脂肪酸，这些油性的脂肪酸链可与白蛋白结合，从而减缓游离胰岛素的释放；另一种是通过替换胰岛素分子中的氨基酸残基而改变其衍生物的理化性质，比如降低在生理条件下的溶解度，甘精胰岛素（insulin glargine）就是其中最成功的一个经过残基替代而得到的长效胰岛素衍生物。

残基替代

20 世纪 50 年代初，英国著名生物化学家弗雷德里克·桑格（Frederick Sanger）和他的研究团队完成了胰岛素氨基酸序列的测定，获得了 1958 年的诺贝尔化学奖。这是第一个完整的蛋白质氨基酸序列测定，揭开了现代分子生物学的序幕。

20 世纪 60 年代，多萝西·霍奇金（Dorothy Hodgkin）及其同事通过 X 射线晶体学确定了胰岛素的三维化学结构。中国的联合胰岛素团队率先完成了牛胰岛素的人工全合成，罗伯特·梅里菲尔德（Robert Merrifield）又发明了革命性的蛋白质固相合成方法，这些发明与发现为开发基于胰岛素分子本身结构改变而延长其作用时间的新型胰岛素衍生物铺平了道路。

从 70 年代开始，生物工程技术更是突飞猛进。DNA 定位突变技术的发明使得研究人员可以任意替代蛋白质中任何一个位点上的氨基酸残基。我们知道，所有的蛋白质都是由 20 个天然氨基酸链接而成的，而这些氨基酸的连接顺序又是由相关的 DNA（基因）碱基的顺序决定的，每 3 个碱基序列对应于一个特定的天然氨基酸。我们找到胰岛素的相关基因，通过生物化学的方法改变 DNA 的碱基排序，把胰岛素里原本天然氨基酸所对应的 3 个 DNA 碱基序列替换成一个不同的序列，就可以用这个新的基因在适当的载体微生物（大肠杆菌或酵母菌）里表达出残基替代的新型胰岛素衍生物。

赛诺菲制药的前身赫斯特公司（Heochst AG）把这项技术用于胰岛素两条肽链上的残基替代的研究，他们发现在胰岛素 B 链的末端加上 2 个碱性的精氨酸残基可以将胰岛素的等电点从酸性变成中性；而用甘氨酸替代胰岛素 A 链末端的天冬酰胺残基，则可以使胰岛素晶体的含水量从天然胰岛素的 49.8% 下降到 45.5%。因为这款新型胰岛素衍生物是通过甘氨酸（glycine）和精氨酸（arginine）的残基替代而产生的，所以被命名为"甘精胰岛素"。

微晶缓释

甘精胰岛素结构上的这些变化不仅改变了它的溶解度，也改变了它的晶体结构和生物代谢过程。

化学动力学研究显示，由于等电点的改变，甘精胰岛素注射液在酸性（pH 4.0）条件下是澄清的溶液。该溶液注入皮下后，甘精胰岛素会在中性（pH 7.4）的皮下组织中自动聚集，形成相当稳定的六聚体微细沉淀。由于晶体中含水量的降低，这些微晶体的填充密度比天然胰岛素有所提高，溶解的速度就会下降，就像被压成块状的方糖的溶解速度要比松散的砂糖慢许多一样。

这些微晶体在皮下组织里随着时间的推移缓慢溶解，先是产生少量游离的六聚体，然后再分解为二聚体，最后以单体分子的形式进入血液循环。与此同时，进入血液循环的甘精胰岛素单体，又会在肝脏中被代谢酶迅速转换成一个高度活性的代谢产物，而真正起到降低血糖作用的正是这个代谢产物。这是一系列十分复杂的体内动态平衡，每一个步骤的转换速度决定了血液中活性胰岛素衍生物的浓度，最终实现了皮下注射后在人体内无峰值的缓慢释放，有效时间超过24小时。

赫斯特公司于1988年申请了甘精胰岛素的发明专利，经过广泛和深入的临床试验之后，于1999年4月在美国和欧洲递交了新药申请。2000年，甘精胰岛素被FDA和欧洲药品管理局批准用于治疗1型和2型糖尿病，成为第一个被用于临床治疗的每日一次皮下注射的长效胰岛素衍生物。

昼夜护航

临床药效学研究显示，甘精胰岛素能更好地模拟生理性基础胰岛素分泌，是控制基础血糖（空腹血糖）指标的有效用药。

人的血糖指标可以分成基础血糖和餐后血糖两部分。对于 2 型糖尿病患者来说，基础血糖升高是决定整体血糖水平的首要因素，主要源于基础肝糖输出的增加，对糖化血红蛋白（HbA1c）的贡献更大。因为基础高血糖的成因相对简单，也相对易于管理，使用基础胰岛素控制基础血糖，达标后餐后血糖就会随之下降，进而实现整体血糖的正常化，所谓"空腹达标、水落船低"。

大型的多中心和随机对照临床试验表明，因为甘精胰岛素的平稳无峰缓释，除了有效降低糖化血红蛋白和空腹血糖之外，在降低夜间和整体低血糖风险方面也有明显的优势，真正起到了 24 小时"昼夜护航"的作用。

对于能够进行血糖监测、感知低血糖且进行自我管理的患者，医生可指导其进行简便易行的自我胰岛素剂量调整。甘精胰岛素注射次数少，血糖监测要求少，剂量调整也更为简单，它显著提高了患者用药的依从性，明显降低了低血糖的风险，尤其是那些较为严重，需要去医院治疗的低血糖事件，相应的医疗费用就因此而大大减少，对整个社会医疗资源的合理分配起到了非常积极的作用。

甘精胰岛素具有耐受性良好，免疫原性低，降低急性心肌梗死风险等优点，在2型糖尿病患者的治疗中占据了越来越重要的地位。2018年，美国糖尿病协会（American Diabetes Association，简称"ADA"）和欧洲糖尿病研究协会（European Association for the Study of Diabetes，简称"EASD"）一致推荐基础胰岛素作为胰岛素起始治疗的首选。

知难而上

改革开放 40 多年以来，中国经济腾飞，在众多领域里赶超世界先进水平，取得了一项又一项"世界第一"，十分令人骄傲。但是，有两项"世界第一"却是令人担忧的，那就是 2 型糖尿病患者人数和发病率都位居世界第一。

2 型糖尿病是一种生活方式疾病。在沿海发达地区林立的写字楼里，不同年龄的上班族们坐在办公室里的电脑前，长时间地紧张工作，不停地喝着各种高糖的饮料；午休时也不起身，在手机屏上指指戳戳，外卖小哥们便一溜小跑，送来了高脂肪高盐的午餐盒饭；下班回到家里，瘫坐到沙发里，跷起双腿，追韩剧，打游戏；成功人士更是觥筹交错，灯红酒绿……

就这样，2 型糖尿病的发病率与各项喜人的经济指标一样，同步直线上升，达到了很多专家眼里"十分危险"的严重状态。我们必须知难而上，积极采取行动，应对 2 型糖尿病带来的健康威胁。

2003 年，中华医学会发布了第一版《中国 2 型糖尿病防治指南》，降糖达标的理念开始逐渐深入临床。紧接着，2004 年，甘精胰岛素在中国上市，成为中国第一支长效胰岛素类似物，为糖尿病患者降糖提供了新的选择。甘精胰岛素在亚洲人群的临床验证也逐项展开，其中基础胰岛素治疗的观察登记性研究（Observational Registry of Basal Insulin Treatment，简称"ORBIT"）为国内迄今为止评估基础胰岛素临床效果和安全性的最大规模的真实世界研究，纳入了全国 209 家医院的 18 995 例患者，随访时间为 6 个月，为中国的甘精胰岛素糖尿病治疗提供了有力的依据。

目前我国循证与临床实践尚存差距。面对规范化治疗与临床实践的差距，业界的专业人员应该积极推动治疗路径在临床实践的普及，提高民众对糖尿病及其治疗的认知。

除了包括甘精胰岛素在内的各种药物治疗之外，我们更应该积极行动起来，以更健康的方式生活和工作，远离糖尿病。

2019 年 8 月初稿于新泽西

2019 年 11 月定稿于新泽西

参考文献

1. Rolf Hilgenfeld, Gerhard Seipke, Harald Berchtold and David Owens. The Evolution of Insulin Glargine and its Continuing Contribution to Diabetes Care. *Drugs*, 2014, 74: 911-927.

2. M. Angelyn Bethel and Mark N. Feinglos. Basal Insulin Therapy in Type 2 Diabetes. *Journal of the American Board of Family Medicine*, 2005, 18: 199-204.

第九章

追根寻源戈谢病
对症下药思而赞

脾脏和肝脏肿大是戈谢病最特异性的典型症状。作为一种罕见的遗传病，其全球病例不到10 000例，中国目前确诊的患者约400例。研究发现，戈谢病患者的第一条染色体发生了基因变异，导致一种叫作葡萄糖脑苷脂的脂肪物质在患者脏器中不断积聚，医学界由此把治疗方向锁定在修复患者的葡萄糖脑苷脂酶的功能。第一代来之不易的药物是从婴儿出生后的胎衣中提取的。此后科学家们通过生物工程技术，研制出第二代酶替代药物注射用伊米苷酶（商品名"思而赞"）。

Enlargements of spleen and liver are the most characteristic symptoms of Gaucher's disease. It is a rare disease affecting less than 10,000 patients worldwide, and with about 400 diagnosed in China. Years of medical research has revealed that in the genomes of patients with Gaucher's disease, a specific mutation on chromosome one causes the loss of function in glucocerebrosidase, resulting in the accumulation of glucocerebroside in various organs. To repair the loss of function, enzyme replacement therapy has been successfully applied. The first generation drug Ceredase was isolated from human placenta, and the newer generation drug Cerezyme was manufactured through the state-of-the-art bio-engineering.

1882 年，法国一位名叫菲利普·戈谢（Philippe Gaucher）的医学院学生在毕业前的实习期间接触到了一个很特殊的病例。

　　这位 32 岁女性患者的脾脏肿大，开始被怀疑是得了癌症。她不幸去世之后，戈谢医生对其进行了病理解剖，发现她并非死于癌症。虽然直接死因是败血症，但是该患者的内脏器官呈现出多种特殊的表征，包括脾脏和肝脏中细胞增大，并伴有条纹状细胞质，等等。在随后撰写的毕业论文中，戈谢医生对这个患者的临床表现，以及病理解剖的结果做了详细描述。

　　从那以后，与之相关的类似病例开始见诸文献报道，从临床表现到家族的外观模式都有了更详细的描述。到了 20 世纪初，美国病理学家纳森·布里尔（Nathan Brill）医生在研究了家族病史后指出，这是一种遗传性的疾病，仅发生在父母双方都将致病基因传给了孩子的情况下，并首次用"戈

谢病"（Gaucher's disease，简称"GD"）这个名称来描述

这种罕见的遗传病。

　　布里尔医生还首次给活着的戈谢病患者做出了诊断。

追根寻源找病因

脾脏和肝脏的肿大是戈谢病最特异性的典型症状，有关戈谢病的研究也是从这里开始的。

1934 年，一位法国化学家发现了导致戈谢病患者脾脏和肝脏肿大的原因：一种叫作葡萄糖脑苷脂（glucocerebroside）的脂肪物质在这两个器官中的积聚。这种脂肪物质的累积还会引起戈谢病的其他症状，例如血小板减少、贫血、疲劳、骨骼疼痛和病理性骨折等问题。于是，专家们开始研究葡萄糖脑苷脂在人体内的代谢。

1965 年，美国生化学家罗斯科·布雷迪（Roscoe Brady）的研究团队发现，戈谢病患者体内葡萄糖脑苷脂的累积，不是因为葡萄糖脑苷脂的生物合成过量，而是因为它的降解途径出现了问题。按图索骥，他们进一步发现，戈谢病患者都缺少葡萄糖脑苷脂的主要降解酶——葡萄糖脑苷脂酶（glucocerebrosidase，也称为酸性 β-葡萄糖苷酶）。他们体内的酶活性只有正常人的 10%～20%，其中活性最高的地方是在细胞内的溶酶体中，因此戈谢病被称为一种溶酶体贮积症。

很显然，戈谢病患者体内表达葡萄糖脑苷脂酶的基因发生了功能性缺损性的变异，这就要在编码这种酶的 DNA 中找原因。果然，随后的分子生物学研究显示，戈谢病患者的第一条染色体中编码葡萄糖脑苷脂酶的基因发生了变异，导致了酶活性的下降。不同的变异还会导致不同类型的戈谢病：Ⅰ型、Ⅱ型或Ⅲ型。

检测聚焦染色体

戈谢病的生化和遗传病理基础被阐明之后，患者原先必须经历的复杂而又痛苦的骨髓穿刺检测诊断，被简单易行且十分精准的血液检测和唾液基因检测取代了。

血液测试主要是分析葡萄糖脑苷脂酶的活性水平。根据酶的活性，医生可以判断疾病的严重程度。唾液基因检测则可以发现某些基因突变与Ⅰ、Ⅱ或Ⅲ型戈谢病相关，从而诊断患者的戈谢病是哪种类型。布雷迪教授的团队还开发了一个产前测试方法，用于诊断胎儿是否患有戈谢病。

现在，通过基因测序，我们还可以确定谁是这种疾病基因的携带者。携带者自身没有症状，却有可能将疾病遗传给他们的后代。

目前已知的三种类型的戈谢病都是常染色体隐性。换句话说，人体内的两条染色体中只要有一条是正常的，这个人就不会出现戈谢病的症状，尽管他携带戈谢病的基因（致病基因的携带者）。只有当两条染色体都出现了戈谢病的变异，它们所表达的葡萄糖脑苷脂酶才一定会出现活性缺损，戈谢病才会发生。所以说，只有当父母双方都是携带者（不是患者，所以都有一条正常染色体）时，他们的后代才有可能患戈谢病，患病的概率为四分之一（25%）。每个胎儿从父亲和母亲处各继承一条染色体，组成一个新的染色体对，只要其中有一条染色体不含有戈谢病的变异，疾病就不会发生。

与其他人种和族群相比，戈谢病的致病基因在东欧阿什肯纳兹（Ashkenazi）血统的犹太人中携带者的比例要高出很多，大约每10人就有1个携带者，所以患者比例也显著升高，大约每450个活产婴儿中就会有1个戈谢病患儿。

不容忽视罕见病

戈谢病是一种罕见的遗传病，全球病例不到 10 000 例。根据 2019 年中国戈谢病治疗 20 周年媒体发布会的消息，中国目前确诊的戈谢病患者大约有 400 例，被列入中国官方 2018 年公布的《第一批罕见病目录》。

美国戈谢病基金会指出，在美国一般人口中，每 100 人中约有 1 人是 I 型戈谢病的携带者，发病率为四万分之一，属于罕见病（rare disease）。根据 2002 年美国国会通过的《罕见疾病法》，"影响美国 20 万人以下的任何疾病或状况"，或平均每 1 500 人中出现 1 个病例可归类为"罕见病"，完全按照发病率划分。日本也是一样，罕见病的法律定义是影响日本不到 50 000 名患者的疾病，即平均每 2 500 人中有 1 个病例。

而欧盟罕见病的定义则包括除发病率以外的因素，如"危及生命，或慢性衰弱性疾病，其患病率如此之低，需要共同努力才能攻克的疾病"，一些统计上罕见但不危及生命，或治疗不足的疾病则被排除在罕见病的定义之外。

虽然不同的国家和地区对罕见病的定义有所不同，但是大家对戈谢病看法却是一致的，没有争议：这是一种危及生命、需要全社会共同努力才能攻克的疾病。

大约三分之二的戈谢病患者在儿童期就会发病，除了前面提到的肝脾肿大之外，其他主要症状为生长发育落后和贫血，往往还伴随着多器官功能性损伤，甚至会危及生命。

对症下药酶替代

然而，在戈谢病的生化和遗传病理基础被揭秘之前，医学界对戈谢病的治疗一直停留在"头疼医头、脚疼医脚"的初级状态，主要以减轻症状为目的。

戈谢病患者的脾脏肿大，医生建议的方法就可能是脾脏切除；肝脏肿大，医生就会建议肝脏移植；骨骼和关节出了问题，就做骨科的修复手术；血液或骨髓有了病变，就实施血透或骨髓移植等，其中骨髓移植对少数Ⅰ型戈谢病患者是有一定疗效的。

这些治疗手段对于减轻症状，也就是我们常说的"治标"，在短期内是有一定疗效的，但是它们都未能触及戈谢病的"本"。

要想治本，就必须先弄清楚戈谢病的起因。在了解了戈谢病患者体内葡萄糖脑苷脂酶功能性缺损之后，医学界就把治疗方向转向了修复葡萄糖脑苷脂酶的功能，最直接的方法就是给戈谢病患者补充葡萄糖脑苷脂酶。

但在生物工程技术取得突破性进展之前的 20 世纪 60 年代，分离和纯化足够量的葡萄糖脑苷脂酶用于临床试验可不是一件容易的事。经过多年努力，前文提到的布雷迪研究团队终于积累了一定量的葡萄糖脑苷脂酶，并于 1973 年开始了临床试验。但是结果却不尽如人意。

注射了葡萄糖脑苷脂酶之后，虽然有一部分戈谢病患者体内的葡萄糖脑苷脂开始下降，但是也有不少患者观察不到疗效，整体的响应率不高。

这是怎么回事呢？科学家们只好重新回到实验里继续研究。

修饰蛋白见成效

科学家们发现，葡萄糖脑苷脂酶必须进入葡萄糖脑苷脂聚集的巨噬细胞内，才能对这些脂质体进行有效的降解，而葡萄糖脑苷脂酶本身并不能有效地进入巨噬细胞，它需要另一些分子的帮助。不幸的是，这些辅助分子在分离和纯化过程中都被除掉了。

能不能对葡萄糖脑苷脂酶进行改造，在保持它对脂质体降解活性的条件下，使得它也能被巨噬细胞识别，从而顺利进入巨噬细胞对脂质体进行有效的降解？

通过反复研究，科学家们发现，这些巨噬细胞对甘露糖（mannose）"情有独钟"，不但可以识别带有甘露糖残基的蛋白质（酶是蛋白质的一种），还会将这些蛋白质转运进入细胞内。于是他们用化学方法除掉了天然葡萄糖脑苷脂酶上的一些寡糖残基，使它的外表呈现甘露糖的残基，希望巨噬细胞能够识别，并将这个酶转运进入细胞内。

他们成功了，靶向巨噬细胞的葡萄糖脑苷脂酶（macrophage-targeted glucocerebrosidase）诞生了。

在随后进行的酶替代治疗（enzyme replacement therapy，简称"ERT"）的临床试验中，大部分戈谢病患者的主要症状都有了明显的改善。在接受治疗的几个月之内，他们的肝脏和脾脏都开始缩小，身高和体重开始正常增长，血液和骨骼等多项指标也开始正常化。

1991年，FDA批准了第一代酶替代药物西利酶（Ceredase）上市，戈谢病终于有了有效的治疗药物。

来之不易祖孙缘

这个来之不易的药物是由生物技术公司健赞（Genzyme，现为赛诺菲子公司）从婴儿出生后的胎衣（placenta）中提取的。由于胎衣中含量极低，治疗一个成年戈谢病患者所需的量，必须从数百吨的人胎衣中提取。

1981 年，美国哈佛大学、麻省理工学院和国立健康研究院的几位大牌教授强强联手，成立了健赞公司，专攻生物制品和药物，第一个重头项目就是酶替代药物西利酶。

当时，从人胎衣中提取的主要生物制品是免疫球蛋白。每年，世界上大约三分之一的婴儿出生后的胎衣，经过处理之后都被送往法国里昂市，集中进入赛诺菲巴斯德［当时为巴斯德梅里埃（Pasteur Mérieux），罗纳-普朗克的子公司］的组织库。巴斯德的科学家在完成了免疫球蛋白的提取之后，再把这些胎衣组织的残留物转运到位于波士顿郊外剑桥市的健赞公司，进行天然糖苷酶的提取，用于制造酶替代药物西利酶。

从人胎衣残留物中提取糖苷酶可不是一件容易的事，考虑到获得人胎衣原材料的国际规模前所未有，且每年涉及世界各地数千吨的人胎衣及时处理、贮藏、运输等许多环节，糖苷酶的成功提取和西利酶的稳定生产真的是一个不小的奇迹。

在健赞公司的创始人里，有一位是麻省理工学院的分子生物学教授哈维·洛迪什（Harvey Lodish），为健赞的成功做出了很重要的贡献。但是他怎么也没有想到，自己家族的基因里就带着戈谢病的变异，多年以后，自己的小孙子竟得了戈谢病。值得庆幸的是，因为他自己和同行们的一起努力，戈谢病已经有药可治了，小孙子得到了及时治疗，已经长成了高挑的帅小伙。

生物工程思而赞

20 世纪 70 年代后期，生物工程技术的突破性进展为蛋白质修饰和表达提供了很大的便利，研究人员可以在实验室里快捷地从天然蛋白质分子上除掉或者换掉他们不想要的基团，也可以加上另外一些他们设计好的基团，然后用基因重组技术来表达和生产蛋白质。

因此，健赞公司在提取天然糖苷酶和生产西利酶的同时，也开始探索用全新的基因重组技术来表达和生产葡萄糖脑苷脂酶，从而摆脱对于人胎衣的依赖，获得更安全、质量更稳定的酶替代药物。

他们对实验室里培养的中国仓鼠卵巢细胞（Chinese hamster ovary cell）做了基因工程的改造，植入糖苷酶的基因，并成功地表达出了新型的葡萄糖脑苷脂酶。与化学制品不同，生物制品的组成是随着生产工艺的变化而变化的。虽然这个重组的葡萄糖脑苷脂酶与从人胎衣中提取的天然葡萄糖脑苷脂酶出自同一个基因编码，但是由于表达细胞系和生物环境的不同而不完全相同，它们的免疫原性也会有所不同，所以必须经过严格的安全性评估与生物等效性评价。

直接头对头的临床试验结果显示，这个重组的葡萄糖脑苷脂酶与西利酶相比，在体内的性质以及药效上没有显著区别，在抗体反应（～20%）方面则略低于西利酶（～40%）。

1995 年，通过生物工程技术生产的第二代治疗戈谢病的酶替代药物注射用伊米苷酶 ［Imiglucerase，商品名"思而赞"（Cerezyme）］ 上市了。

同舟共济戈谢病

2009 年，思而赞在中国被批准上市，是目前国内唯一获批的治疗戈谢病的特异性酶替代药物。

虽然现代生物工程技术的应用极大地提高了思而赞的产量和稳定性，同时也降低了其部分生产成本，但是思而赞仍然价格不菲。面对一个非常小的患者群体（仅 10 000 名），思而赞商业回报的考量是很有挑战性的。

研发新药需要如天文数字般的资金长期投入，而商业回报又是保证大量资金投入的前提。对于人数比例极少的罕见病来说，仅仅依靠患者个人及其家庭的支付能力是不可能达到供需平衡的，必须有全社会的帮助和投入。

1999 年，赛诺菲开始与世界健康基金会合作，为中国 134 名戈谢病患者无偿提供药品援助。2009 年思而赞在中国上市后，又获得了来自中华慈善总会的帮助，由他们与赛诺菲联合实施援助项目。这是中国第一个针对罕见病的慈善援助项目，到目前为止已经积累了 10 年以上的戈谢病诊疗的真实世界数据。

据 2019 年中国戈谢病治疗 20 周年媒体发布会的消息，到目前为止该项目共发放援助药品思而赞 57 025 支，价值逾 14 亿人民币，帮助了 134 名戈谢病患者接受治疗。患者的人均医疗费用从 35 万元降到了 2 万元，降幅达到 94%。通过治疗，完全实现生活自理的患者比例达到 61.5%，不需要辅助用具的接近 80%，处于劳动和学习状态的则高达 85%。他们重新获得了健康，过上了正常人的生活，还能为家庭和社会贡献自己的力量。

2019 年 9 月初稿于上海

2019 年 11 月定稿于新泽西

参考文献

1. Deegan, P. B., Cox, T. M. Imiglucerase in the treatment of Gaucher disease: a history and perspective. *Drug Design, Development and Therapy*, 2012, 6: 81−106.

2. Wikipedia. Gaucher's disease, last edited on 22 August, 2019.

3. National Gaucher Foundation official website: www.gaucherdisease.org.

第十章

流感来袭，你接种疫苗了吗？

还记得 2018 年底的刷屏文章《流感下的北京中年》吗？时至今日，流感依然是全球人类健康的最严重威胁之一。由于流感病毒具有惊人的变异能力，很快就会出现抗原漂移，使得原先接种疫苗产生的抗体不再起作用。为了应对这一健康挑战，全球卫生监管部门与科学家合作，每年预测可能流行的毒株，同时不断研发并改良流感疫苗。目前全球主流的流感疫苗生产方式是基于鸡胚培养，而新一代通过基因工程重组技术流感疫苗的上市，则有望大大缩短流感疫苗的制备周期。

Remember the story that went viral at the end of 2018, "A Middle-aged Beijing Resident in the Flu Season"? Through out the history, flu has been and still is one of the most serious threats to human health. Because of flu virus's ability to mutate rapidly, and to evade immune responses, new flu vaccines have to be produced every year. To meet the challenge, WHO predicts likely viral strings every year, and researchers have come up with more efficacious new vaccines. Right now, most flu vaccines are produced from chicken eggs, but the newer generation genetically engineered flu vaccines are available now, and with the potential to significantly shorten the production cycle.

2018 年 11 月，在深圳召开的"亚太流感防控学术大会暨 1918 大流感百年纪念会议"上，中国和世界流感研究领域知名的专家和学者，以及 30 多家国内外相关机构共同倡议将每年 11 月 1 日设立为"世界流感日"（World Influenza Day），旨在提升全球各国对流感的重视和防控。

遍及全球的流感季节

2017 年底到 2018 年初的那个冬季，一场严重的流感肆虐全球。据美国疾病控制与预防中心（Centers for Disease Control and Prevention，简称"CDC"）发布的统计数据，当季仅在美国就有 8 万人死于流感。而在国内，严重疫情依旧不能忽视，刷屏文章《流感下的北京中年》所描述的令人心酸的家庭悲剧便是其中的一幕。

"那是一个很可怕的季节，"CDC 流感科主任丹尼尔·杰尼根（Daniel Jernigan）说，"出现了大量的（流感）患者。"当时疾病记录和住院率都创下了新高，更为严重的是，那场流感还导致了约 200 名儿童和（18 岁以下）青少年患者的死亡。

在中国，2017—2018 年冬季，中国国家流感中心收到的流感疫情暴发数据是过去几年流感季节的数倍。中国国家流感中心发布的数据显示，在 2017 年的最后一周记录了 326 次流感疫情暴发，每次疫情涉及 10 起或更多病例，相比之下，2016 年最后一周记录的流感疫情暴发仅 42 次。

在中国人传统观念里，对流感严重性的认知非常有限，认为它与普通感冒（common cold）差不多，不过是一种小病，休息几天就过去了，只有当病情加重时才会去看医生。但这时流感很有可能已经引发肺部感染，需要住院治疗才有可能控制病情的继续恶化。

中国疾病预防控制中心 2012 年的一项研究显示，2003—2008 年期间，相当一部分当时归因于呼吸和循环衰竭的死亡病例实际上是由流感引起的。

不可小觑的流感病毒

根据美国公共卫生在线网站（https://www.mphonline. org）的排序，在人类历史上有记载的 10 次最严重的瘟疫大流行里，竟有 4 次是流感病毒引起的，超过其他任何一种致病源，其中最著名的就是 100 多年前的"西班牙大流感"。

之所以如此命名，并不是因为此流感从西班牙暴发，而是因为西班牙媒体率先真实地报道了本国暴发的流感疫情，所以被称为西班牙流感。报道显示，当时西班牙有约 800 万人受感染，甚至包括西班牙国王阿方索十三世（Alfonso XIII）。1918—1920 年间，全球有三分之一的人口被感染，大约有 5 亿患者，最终有 2 000 万～5 000 万人丧生，超过第一次世界大战阵亡人数。

根据维基百科提供的资料，当时中国从南到北多个地区也都暴发了疫情。1918 年，中国的交通运输还很不发达，人口的流动性也非今日可比，但是流感疫情的蔓延仍旧十分迅速。当时有报载："一村之中十室九家，一家之人，十人九死，贫苦之户最居多数，哭声相应，惨不忍闻。"棺木销售一空，"枕尸待装不知其数"……

流感病毒带给人类的灾难不亚于任何一种致病的传染源。除了这些毁灭性的大流感之外，据世界卫生组织统计，全球每年平均有三分之一的儿童和十分之一的成人会感染流感，全球每年流感的季节性流行可导致 29 万～65 万患者的死亡。

世界银行 2008 年的一项研究显示，为应对下一次流感大暴发，人类将耗资 3 万亿美元，全球 GDP 将下降 5％左右，而严重疫情导致的死亡人数可能会高达 7 000 万。

与时俱进的流感疫苗

如果说我们对流感严重性的认知非常有限，那么我们对流感疫苗认知的误区就更严重了。目前中国流感疫苗的接种率非常低，只有 2%，还不及美国（59.6%）和巴西（59.2%）接种率的二十分之一！

事实上，接种疫苗是预防流感最有效的方法，没有之一。

虽然目前还做不到 100% 的预防，但是接种流感疫苗可使学龄儿童患流感的风险降低 70%，使得校园流感暴发风险大幅度降低近 90%，而学龄前儿童接种之后，可确诊的流感发病率也可以降低 67%。对于老人来说，流感疫苗可使风险降低大约 50%，相关的老年流感门诊人次减少 25%，住院人次减少 14%。尤其值得一提的是，经常与流感病人打交道的医务人员接种疫苗，临床诊断流感可减少 42%，全病因死亡减少 29%。

早在 20 世纪 30 年代首个流感病毒株被确认之后，医药界就开始了流感疫苗的研发，并于 40 年代初开发出了第一代流感疫苗。1942 年乙型流感病毒株被发现之后，医药界又开始研发第二代可同时预防甲型流感和乙型流感的 2 价疫苗。

随着科学研究的深入，我们对流感病毒及其变异的了解越来越多。目前已知的有 4 种类型的季节性流感病毒，甲（A）、乙（B）、丙（C）和丁（D）型。甲型和丙型流感病毒能感染多个物种，乙型流感病毒几乎只感染人类，而丁型流感病毒则很少为人所听闻，因为它只感染猪和牛。甲型和乙型流感病毒都会引起季节性疾病流行，但只有甲型流感病毒导致了历史上已知的数次全球性流感大暴发。

1973 年，世界卫生组织制定了一个严格的流程，以针对有可能影响大多数人群的病毒株，开发多价疫苗。传统的流感疫苗是包含 3 种病毒株的 3 价疫苗，结合了 2 种 A 型流感病毒和 1 种 B 型流感病毒株，这是由世界卫生组织根据流感病毒在过去一年中的变异情况以及传播途径确定的，促使接种人员的免疫系统对最有可能流行的 3 种流感病毒产生抗体。

鉴于季节性流感流行病学的演变，科学家们早在 10 多年前就开始了4价流感疫苗（2个A型毒株和2个B型毒株）的研发，以确保更广范围的保护。作为全球最大的疫苗研发公司，赛诺菲巴斯德在与时俱进的流感疫苗研发中始终发挥着非常积极的作用。

科学巨匠的世纪传承

19世纪末，法国科学巨匠路易·巴斯德（Louis Pasteur）在免疫学研究上取得了突破性的进展，并首次研制成功了狂犬病疫苗和炭疽病疫苗，对人类健康做出了巨大贡献。

1887年，巴斯德在巴黎以募捐方式创立了一所公益型私人研究所——巴斯德研究院（Institut Pasteur），专注于传染性疾病、热带病理学和免疫系统疾病的研究。一个多世纪以来，这个总部位于巴黎的全球生物医学研究组织一直处于传染病研究的最前沿。在控制白喉、破伤风、结核病、脊髓灰质炎、流感、黄热病和鼠疫等多个严重的传染病领域都做出了重要的贡献。自1908年以来，巴斯德研究院有10位科学家获得了诺贝尔生理学或医学奖。

1973年，巴斯德研究院在法国瓦勒德勒伊建立疫苗生产厂，而该厂于1985年被梅里厄研究院收购，并改名为"巴斯德疫苗"（Pasteur Vaccine）。在其后的10年里，巴斯德疫苗又经过了数次并购与重组，于2004年成为赛诺菲制药的疫苗事业部，更名为"赛诺菲巴斯德"（Sanofi Pasteur），成为世界上最大的疫苗研发和生产公司。

赛诺菲巴斯德每年向全球市场供应超过10亿剂疫苗，其中流感疫苗超过2亿剂，全球市场上每5支流感疫苗中就有1支是赛诺菲巴斯德的产品。

2010年赛诺菲巴斯德率先推出了针对老年人使用的，有效性提高24%的3价高剂量流感疫苗。2013年，又在美国市场上首先推出了新型4价流感疫苗。

争分夺秒的疫苗生产

有的读者也许会问：为什么像天花、小儿麻痹症这样非常严重的疾病，疫苗可以一劳永逸地解决问题，流感疫苗却是年年要打，而且保护还不完全？

这是因为流感病毒具有惊人的变异能力，很快就会出现抗原漂移，使得原先接种疫苗产生的抗体不再起作用。为了应对这一健康挑战，全球卫生监管部门与科学家合作，每年预测可能流行的毒株，以确保其尽可能有效抵御每个流感季的流行病毒株，这就对流感疫苗的生产提出很大的挑战。

对大多数疫苗来说，生产与交付之间的时间间隔大约为两年，但是对于流感疫苗而言，从世界卫生组织决定下一个季节的流行病毒株到接种点供应相关疫苗往往只有几个月的时间。针对北半球，每年2月，世界卫生组织在对病毒在世界各地的传播进行数月的监测后，对主要病毒株做出预测。

在收到世界卫生组织的建议后，为了赶在流感季节开始前把足够数量，而且安全有效的流感疫苗交付到接种医生的手里，北半球流感疫苗生产就争分夺秒地开始了。

目前全球主流的流感疫苗生产方式是基于鸡胚培养，就是把鸡蛋作为培养流感病毒的载体，从中获取病毒原液，然后分多个阶段进行纯化、过滤、灭活并将病毒裂解，使其不具有致病性，但仍旧能诱导人体免疫反应。这是一个非常复杂的制作过程，涉及极其严格的生产步骤，分发疫苗的各国卫生监管部门还会开展独立的质量检测。

鸡胚疫苗是一项很成熟的疫苗生产工艺，目前仍旧是提供足够数量的疫苗以满足全球公共卫生需求的有效途径，但是在生产周期等方面还有很大的提升空间。

更上层楼的基因技术

2017 年赛诺菲巴斯德收购了一家生物技术公司，拥有了以重组蛋白表达系统为基础的杆状病毒表达系统技术（baculovirus expression vector system，简称"BEVS"），通过基因工程重组和精确表达流感病毒的抗原蛋白，有望彻底解决耗费大量（每年超过 2 亿只！）鸡蛋的传统生产工艺问题，不但在环境保护方面意义重大，更重要的是，有望大大缩短流感疫苗的制备周期。

在这个先进的技术平台上，赛诺菲巴斯德成功开发出了目前全球唯一的重组 4 价流感疫苗 Flublok®，适用于 18 岁及以上成年人针对季节性流感的主动免疫，现已在包括中国在内的多个国家注册申报。临床试验证明，相较于普通剂量鸡胚灭活裂解流感疫苗，Flublok® 在 50 岁以上人群中的有效性提高了 30%。

基因重组是 20 世纪 70 年代初期发展成型的现代分子生物学的标志性技术之一，它的工作原理和在疫苗研发中的早期应用于拙著《新药的故事》中已有较详细的阐述，有兴趣的读者可以参阅。相较于早期的重组技术，行业领先的 BEVS 平台技术在效率和精准等许多方面都有了长足的进步。

我们知道，流感病毒在被种入鸡蛋之后，其自我复制是天然过程，有可能发生变异，而重组技术过程中的 DNA 复制的"保真度"就要高出很多，非常精准，由此产生出的抗原蛋白的一致性程度很高，这样疫苗就会更安全有效。

赛诺菲巴斯德的重组技术用于抗原蛋白表达的载体不再是鸡蛋或其他胚胎，而是基于昆虫细胞的杆状病毒。生产过程中不涉及活病毒，研发和生产成本以及对环境的影响都会大大降低。

重组技术另一个潜在的巨大优势是相较于传统疫苗生产工艺，其生产周期大大缩短（从 6 个月降低至 2 个月），使疫苗早日投放市场成为可能。不但可以减轻年度流感疫苗生产的巨大时间压力，也为可能出现的全球性流感大暴发做好了应急的准备。

在美国，流感疫苗现代化已经上升到了有关国防和国土安全的高度，专门出台了总统行政令[1]，旨在减少美国对鸡胚流感疫苗生产的依赖，扩大替代的技术平台，推动开发新的、具有广泛保护性的流感疫苗，更有效地防止流感病毒的传播。

不可松懈的流感防御

尽管现有的流感疫苗还不能提供百分之百周全的保护，但接种流感疫苗仍然是目前抵抗流感最有效的手段。

据美国疾病预防控制中心数据显示，流感疫苗接种可将病毒风险降低 40％～60％。由中国疾控中心发布的《中国流感疫苗预防接种技术指南（2018—2019）》推荐 6 月龄至 5 岁儿童、60 岁及以上老年人、慢性病患者、医务人员、6 月龄以下婴儿的家庭成员和看护人员以及孕妇或准备在流感季节怀孕的女性为优先接种对象。《健康中国行动（2019—2030）》也建议高危人群在流感季节前在医生的指导下接种流感疫苗。

值得一提的是，怀孕的女性应接种流感疫苗，因为疫苗不但可以保护自己，还可以通过胎盘传递保护婴儿，而且出生后疫苗还将继续提供保护，直到宝宝月龄足以接种疫苗。

流感病毒在可预见的未来肯定无法消除，人类只能与之共存。我们需要更深入、精准地了解它，才能更有效地预防、诊断、治疗和防御这场必定会来，但不知何时到来的流感大流行。就像一位病毒学家说的那样：我们看不见它，但是能听到它走近的"脚步"声。

科学家们正在积极开展下一代流感疫苗的研发。虽然真正的通用疫苗可能是一个遥远的目标，但我们乐观地认为，未来几年流感防治措施将会大大改善。面对这样的严重威胁，各国科学家正在加紧研究通用流感疫苗，希望能对各种流感病毒都产生抗体，从而在下一次流感大流行的时候保护人类。

2019 年 10 月于上海

注　释

1 总统行政令原文，见 https://www.whitehouse.gov/presidential-actions/executive-order-modernizing-influenza-vaccines-united-states-promote-national-security-public-health。

参考文献

1. Health and Science. *Washington Post*, September 27, 2018.
2. Wikipedia. Spanish Flu, last edited on August 1st, 2019.

后 记

2020 年伊始，获悉拙著《新药的故事》入选译林出版社 2019 年度好书，我甚感欣慰。在家人的支持下，在《研发客》、译林出版社以及许多医药界同事的帮助下，续集《新药的故事 2》又跟读者见面了。

但在欣慰之余，我也和所有中国人一样，感到非常沉重。由新型冠状病毒引发的肺炎疫情还在恶化，在短短几十天里，已经从最早发现病例的武汉，迅速蔓延到了全国；在全球范围内，也已经有 20 多个国家报道了确诊的病例。世界卫生组织紧急委员会已正式宣布其"构成国际关注的突发公共卫生事件"，情况非常严重。

一年前，我在《新药的故事》后记中写道，"在全球化人口流动日益加快的情况下，局部控制这样的疫情暴发已经变得非常困难。只要有几天的潜伏期，致病源就很可能流入各大洲的人口稠密地区，没有哪个国家可以靠闭关自守而幸免"。没想到这么快就变成了现实。

我从没有想过要当预言家，也丝毫不为我一语成谶而窃喜，我只是想提醒我的读者，居安思危，在疫情来袭时不至于慌乱。几乎在第一时间，就有朋友问我，对于新型冠状病毒，有没有特效药，有没有疫苗？既然是"新型"的病毒，是我们以前没有发现的病毒，怎么可能有特效药，怎么可能有疫苗？从科学上讲，我们无法研究既没有靶点也不知道症状的疾病；从商业上讲，我们也不会花钱去研究没有患者的病（那还是病吗？）。

　　然而，这些大规模疫情的暴发又是如此突然和迅猛。这时，即使我们知道了病毒的基因和构成，从头开始研发新药和疫苗，以目前的技术水平也是很难及时对疫情的控制和患者的救援起到实质性作用的。我们基本上只能依靠第一线的医护人员根据现场的实际情况和可利用的资源来进行救治。控制疫情的发展既需要全人类的集体智慧，也需要我们的个人智慧。常识告诉我们，最有效、最经济的"隔离"方法，是高危感染源的自我隔离，远离易感人群。

　　病毒与微生物快速变异的遗传特性决定了我们人类还会不断地接触到"新型"的物种。千万不要相信将来可能会出现的"广谱"抗病毒药物可以最终解决问题，因为进化论已经明确告诉我们，就像对付广谱抗生素的耐药菌一样，耐药病毒的发现只是时间问题，因为"选择"与"被选择"是生物世界最底层的生存法则。

眼下的肺炎疫情终将离我们远去，施虐的冠状病毒又会回到山野河湾，与它的原始宿主相依为命；摘下口罩的芸芸众生还是要为各自及家人的生计而奔忙，各地的海鲜和禽蛋市场也迟早要恢复往日的喧嚣。在那里进出吱喝的人们，头脑里是不是会多一点常识和警觉，我不知道。如果你认真读了我写的书，你应该会。

说到写书，我还要借此机会衷心感谢所有参与和帮助此书出版的朋友们，因为写书不是一件容易的事，也不是一个人闭门造车的过程，需要很多人的支持和帮助。

从选题开始，就要跟策划人，还有出版社编辑一起讨论商定。这其实还相对容易，因为每一个新药的背后都有值得发掘的故事。我的原则是尽量涵盖大众关心的疾病领域：对于糖尿病这样的常见病，我希望能消除一些误区，了解新型药物的来龙去脉，让患者及其家属在目前还无法治愈的慢性病面前树立信心，提高生活质量；对于戈谢病这样的罕见病，我则是想提高社会的关注度，介绍前沿科学的突破、现有商业模式的局限和可能的解决途径。

接下来是收集素材，这也需要很多朋友的帮助，是很花功夫的一部分。有前一本书的读者问我为啥只写那几个故事，我说因为那些都是发生在我身边的故事。与上一本不同，这本书里的故事绝大多数没有发生在我的身边，我原先只知道一星半点，没有贯穿的线索，需要花功夫去挖掘，有时甚至要找到当年研发团队的当事人直接访谈，一次没弄清楚就再来一次，虽然蛮辛苦，但获益匪浅。

然后就是写作了，这是有时很享受、有时很苦恼的过程。一个天刚蒙蒙亮的清晨，一杯香气缭绕的咖啡，面对着书桌上空白的电脑屏幕，在键盘上码字。这是一个挺神奇的时刻：一个流畅的语句浮现在脑海里，随着手指在键盘上的敲击写上屏幕，又通过眼睛回到脑海里，激发出下一个流畅的语句，几乎不假思索，全然没有刻意的创作，很享受。

天大亮了，朝阳透过百叶窗洒到脸上，脑子里的头绪突然消失了。苦思冥想，挤出来的都是杂乱无章的语句。呷一口咖啡，想提一提神，发现已经凉了多时，只剩下苦楚。赶紧看看上下文，翻翻手边的文献，希望灵感重现，可是绞尽脑汁仍然一片空白，很苦恼。

享受也好，苦恼也罢，书稿还是要完成的。

完成了书稿，出版工作才刚刚开了个头，大量的编辑、校对、审阅工作一一排上了议事日程。我想编辑们的工作也跟我的写作一样，既有享受的一面，可以最先读到作者倾注心血的作品，也有烦人的一面，每一个句子都必须翻来覆去读好几遍。这是很重要的工作，正是因为编辑的认真，你们才会有好的阅读体验。

对了，还有美编（美术编辑）。虽然说我创作了本书的文字部分，但是最后的成书其实是美编的作品，封面、字体、版式等，都是图书出版不可或缺的组成部分。

这是我的书，也是各位编辑的书。

如果你喜欢，那它就是你的书。

梁贵柏
2020 年新春于美国新泽西